Frank Schnorpfeil, Wilhard Reuter

Neurologische Untersuchung

4. Auflage

ELSEVIER

Elsevier GmbH, Bernhard-Wicki-Str. 5, 80636 München, Deutschland
Wir freuen uns über Ihr Feedback und Ihre Anregungen an: kundendienst@elsevier.com

ISBN 978-3-437-21125-6
eISBN 978-3-437-05634-5

Elsevier nimmt eine neutrale Position in Bezug auf territoriale Meinungsverschiedenheiten oder Zuständigkeitsansprüche in seinen veröffentlichten Inhalten ein, einschließlich Landkarten und institutionellen Zugehörigkeiten.

4. Auflage 2025

Wichtiger Hinweis
Die medizinischen Wissenschaften unterliegen einem sehr schnellen Wissenszuwachs. Der stetige Wandel von Methoden, Wirkstoffen und Erkenntnissen ist allen an diesem Werk Beteiligten bewusst. Sowohl der Verlag als auch die Autorinnen und Autoren und alle, die an der Entstehung dieses Werkes beteiligt waren, haben große Sorgfalt darauf verwandt, dass die Angaben zu Methoden, Anweisungen, Produkten, Anwendungen oder Konzepten dem aktuellen Wissensstand zum Zeitpunkt der Fertigstellung des Werkes entsprechen.
Der Verlag kann jedoch keine Gewähr für Angaben zu Dosierung und Applikationsformen übernehmen. Es sollte stets eine unabhängige und sorgfältige Überprüfung von Diagnosen und Arzneimitteldosierungen sowie möglicher Kontraindikationen erfolgen. Jede Dosierung oder Applikation liegt in der Verantwortung der Anwenderin oder des Anwenders. Die Elsevier GmbH, die Autorinnen und Autoren und alle, die an der Entstehung des Werkes mitgewirkt haben, können keinerlei Haftung in Bezug auf jegliche Verletzung und/oder Schäden an Personen oder Eigentum, im Rahmen von Produkthaftung, Fahrlässigkeit oder anderweitig übernehmen.

Für die Vollständigkeit und Auswahl der aufgeführten Medikamente übernimmt der Verlag keine Gewähr.
Geschützte Warennamen (Warenzeichen) werden in der Regel besonders kenntlich gemacht (®). Aus dem Fehlen eines solchen Hinweises kann jedoch nicht automatisch geschlossen werden, dass es sich um einen freien Warennamen handelt.

Bibliografische Information der Deutschen Nationalbibliothek
Die Deutsche Nationalbibliothek verzeichnet diese Publikation in der Deutschen Nationalbibliografie; detaillierte bibliografische Daten sind im Internet über https://www.dnb.de abrufbar.

25 26 27 28 29 5 4 3 2 1

In ihren Veröffentlichungen verfolgt die Elsevier GmbH das Ziel, genderneutrale Formulierungen für Personengruppen zu verwenden. Um jedoch den Textfluss nicht zu stören sowie die gestalterische Freiheit nicht einzuschränken, wurden bisweilen Kompromisse eingegangen. Selbstverständlich sind **immer alle Geschlechter** gemeint.

Planung: Dr. Bernhard Gall
Projektmanagement: Sibylle Hartl
Redaktion: Willi Haas, München
Rechteklärung: Anna-Lena Kreß, München
Herstellung: Hildegard Graf, Germering
Satz: Thomson Digital, Noida/Indien
Druck und Bindung: Drukarnia Dimograf Sp. z o. o., Bielsko-Biała/Polen
Umschlaggestaltung: SpieszDesign, Neu-Ulm
Titelfotografie: © rh2010/stock.adobe.com
Aktuelle Informationen finden Sie im Internet unter **www.elsevier.de**

Vorwort

Das vorliegende Kitteltaschenbuch „Neurologische Untersuchung“ beleuchtet kurz und übersichtlich häufige Probleme in Klinik und Praxis.
Theoretisch sind jungen Ärzt*innen viele neurologische Untersuchungstechniken geläufig – und doch gibt es häufig Probleme mit der praktischen Anwendung: Die Ergebnisse der Untersuchung sind oft nicht reproduzierbar und damit nicht verwertbar, es bestehen Unsicherheiten bei der Interpretation der erhobenen Befunde.
Das vorliegende Buch hilft über die Anfangshürden in der Neurologie hinweg: Im ersten Teil wird die neurologische Untersuchung Schritt für Schritt dargestellt. Prägnante Schemazeichnungen verdeutlichen die dafür erforderlichen neuroanatomischen Grundkenntnisse und die praktische Durchführung. Jedem Befund wird die ihm entsprechende Interpretation zugeordnet, z. B. „abgeschwächter Bauchhautreflex: Pyramidenbahnläsion kontralateral oberhalb oder ipsilateral unterhalb der Medulla oblongata.“
Der zweite Teil geht alle Ärzt*innen an: Leitsymptome akut einsetzender – und ggf. notfallmäßig zu behandelnder – Krankheitsbilder werden dargestellt mit Angabe der richtungsweisenden Anamnese und Untersuchungsbefunde sowie der möglichen Differenzialdiagnosen. Typische Warnhinweise werden besonders hervorgehoben.
Damit schafft das Buch die Grundlage für sicheren und verantwortungsvollen Umgang mit „neurologischen“ Patient*innen.

Viel Erfolg wünscht Ihnen Ihr
Elsevier-Verlag

Adressen

Dr. Frank Schnorpfeil
Neurologie am ZKM
Südendstr. 47
76137 Karlsruhe

Dr. Wilhard Reuter
Eulenweg 20
56276 Großmaischeid

Abkürzungen

ACI	A. carotis interna
AION	anteriore ischämische Optikusneuropathie
ALS	amyotrophe Lateralsklerose
ASR	Achillessehnenreflex
BB	Blutbild
BDI	Beck-Depressionsinventar
BHR	Bauchhautreflex
BR	Bizepsreflex
BRR	Brachioradialisreflex
BSG	Blutsenkungsgeschwindigkeit
BWS	Brustwirbelsäule
CCT	kraniale Computertomografie
CK	Kreatinkinase
CMRA	kraniale Magnetresonanzangiografie
CMRT	kraniale Magnetresonanztomografie
CRP	C-reaktives Protein
CT	Computertomografie
CTA	CT-Angiografie
DD	Differenzialdiagnose
EKG	Elektrokardiogramm
EMG	Elektromyografie
GBS	Guillain-Barré Syndrom
HWS	Halswirbelsäule
INO	internukleäre Ophthalmoplegie
LP	Liquorpunktion
LWS	Lendenwirbelsäule
M./Mm.	Musculus/Musculi
MEP	motorisch evoziertes Potenzial
MER	Muskeleigenreflex
MMST	Mini-Mental-Status-Test
MRA	Magnetresonanzangiografie
MRT	Magnetresonanztomografie
MRZ	Masern, Röteln, Mumps
MS	Multiple Sklerose
N./Nn.	Nervus/Nervi
NLG	Nervenleitgeschwindigkeit
NMO	Neuromyelitis optica
NPH	Normaldruckhydrozephalus
OKB	oliklonale Bande
PET	Positronenemissionstomografie
PRES	posteriores reversibles Enzephalopathiesyndrom
PSR	Patellarsehnenreflex
QR	Quadrizepsreflex
RCVS	reversibles zerebrales Vasokonstriktionssyndrom
s	Sekunde/n
SAB	Subarachnoidalblutung
SHT	Schädel-Hirn-Trauma
SEP	sensibel evoziertes Potenzial
SPECT	Singel-Photonenemissions-Computertomografie
TEA	transiente epileptische Amnesie
TEE	transthorakale Echokardiografie
TGA	transiente globale Amnesie
TIA	transitorische ischämische Attacke
TPR	Tibialis-posterior-Reflex
TR	Trizepsreflex
Tr.	Tractus
TSR	Triceps-surae-Reflex
UKG	Ultraschallkardiogramm
VEP	visuell evoziertes Potenzial

Abbildungsnachweis

Der Verweis auf die jeweilige Abbildungsquelle befindet sich bei allen Abbildungen im Werk am Ende des Legendentextes in eckigen Klammern. Alle nicht besonders gekennzeichneten Grafiken und Abbildungen © Elsevier GmbH, München.

O203 Dr. Hans Reuter, Münster
O205 Dr. Irmela Reuter, Münster

Fehler gefunden?

An unsere Inhalte haben wir sehr hohe Ansprüche. Trotz aller Sorgfalt kann es jedoch passieren, dass sich ein Fehler einschleicht oder fachlich-inhaltliche Aktualisierungen notwendig geworden sind. Sobald ein relevanter Fehler entdeckt wird, stellen wir eine Korrektur zur Verfügung. Mit diesem QR-Code gelingt der schnelle Zugriff.

https://else4.de/978-3-437-21125-6

Wir sind dankbar für jeden Hinweis, der uns hilft, dieses Werk zu verbessern. Bitte richten Sie Ihre Anregungen, Lob und Kritik an folgende E-Mail-Adresse: kundendienst@elsevier.com

Inhaltsverzeichnis

1 Neurologische Untersuchung

1.1 Anamnese

Die Anamnese soll Antworten auf folgende Fragen geben:

- Beschwerden und Strukturen: Können die geklagten Beschwerden Strukturen des Nervensystems zugeordnet werden?
- Verlauf und Ätiologie: Lässt die Verlaufsdynamik des Krankheitsprozesses eine ätiologische Eingrenzung zu?
- Psyche: Bestehen psychische Auffälligkeiten? Lassen sich diese mit den Symptomen vereinbaren oder bestehen zusätzliche Erkrankungen?

1.1.1 Beschwerden und Strukturen

Im Folgenden werden Hinweise auf in der Anamnese häufig geäußerte (oder erfragte!) Beschwerden gegeben, die Ausdruck neurologischer Symptome sein können (▶ Tab. 1.1).

Tab. 1.1 Subjektive Beschwerden und neurologische Bedeutung

Beschwerde	Neurologische Bedeutung
Bewegungsstörungen	
Kraftminderung	Parese (Schädigung des kortikospinalen motorischen Systems)
Unwillkürliche Bewegungen	Hyperkinesen (Basalganglienschädigung, evtl. Intoxikation)
Verminderung der Geschicklichkeit	Tonusanomalien (motorisches System), Ataxie (sensibles System oder Kleinhirn), Apraxie (kortikales Planungssystem)
Sensibilitätsstörungen	
Spontane Missempfindung	Unspezifisch, evtl. neurogenes Reizsyndrom
Taubheitsgefühl	In entsprechend abgrenzbarem Areal zentrale oder periphere Nervenschädigung (keine Durchblutungsstörung!)
Temperaturempfindungsstörung (unbemerkte Verbrennungen?)	Dissoziierte Empfindungsstörung (Schädigung des Tractus spinothalamicus)
Gangstörungen	
Gangunsicherheit besonders bei Dunkelheit	Ataxie (Schädigung des sensiblen Systems)
Gangunsicherheit beim Abwärtsgehen	Ataxie (Störung der Zielmotorik oder des sensiblen Systems)
Schwäche beim Treppensteigen	Proximale Beinparese (Myopathie oder periphere Neuropathie)
Vegetative Störungen	
Harnretention	Mechanisch, reflektorisch, häufig auch medikamentös bedingte Störung
Harn- und Stuhlinkontinenz	Spinale oder zerebrale Läsion
Schweißsekretionsminderung	Sympathikusläsion

Tab. 1.1 Subjektive Beschwerden und neurologische Bedeutung *(Forts.)*

Beschwerde	Neurologische Bedeutung
Sehstörungen	
Akute monokuläre Sehstörung	Optikusläsion, TIA
Akute beidseitige Sehstörung	Okzipitale Läsion, beidseitige Optikusläsion
Einseitiger Gesichtsfeldausfall (vermehrtes Anstoßen mit einer Körperhälfte beim Gehen)	Postchiasmatische kontralaterale Sehbahnläsion
Visuelle Spontanwahrnehmungen (z. B. „helle Punkte")	Okzipitales Reizphänomen (z. B. Migräne, fokaler Anfall)
Doppelbilder	
Nebeneinanderstehende Doppelbilder	Abduzenslähmung
Schräg zueinander stehende Doppelbilder	Okulomotoriuslähmung, Trochlearislähmung
Rhythmisch bewegte Doppelbilder	Nystagmus (Störung des vestibulären Systems)
Hörstörungen	
Einseitige Hörstörung mit Drehschwindel und Nystagmus	Periphere Läsion des Gleichgewichtsnervs
Einseitige Hörstörung mit Missempfindungen im Gesicht, evtl. Gesichtslähmung	Kleinhirnbrückenwinkelprozess
Schwindel	
Drehschwindel mit Übelkeit	Vestibularisstörung
Schwankschwindel	Hirnstammläsion
Bewusstseinsstörungen – Begleitsymptome	
Zungenbiss, Urinabgang, nachfolgende Müdigkeit, Muskelkater	„Großer" epileptischer Anfall (früher: Grand mal)
Aura	Fokaler epileptischer Anfall, Migräne
Hinstürzen, Zyanose	Epileptischer Anfall
Zusammensacken, Blässe	Kollaps
Zeitweilig auffälliges Verhalten	Epileptischer Dämmerzustand, Psychose
Kopfschmerzen – Begleitsymptome	
Nackensteifigkeit	Meningitis, Subarachnoidalblutung
Bewusstseinstrübung	Zerebrale Raumforderung, Enzephalitis, Intoxikation
Erbrechen	Migräne, zerebrale Raumforderung
Augentränen (ipsilateral)	Cluster-Kopfschmerz
Entzündungszeichen im Labor, hohes Alter	Arteriitis cranialis

1

1.1.2 Verlauf und Ätiologie

Beginn und Verlauf der Beschwerden erlauben häufig eine erste (grobe) ätiologische Zuordnung der Erkrankung (▶ Tab. 1.2).

Alle oben genannten Hinweise sind richtungsweisend, nicht aber beweisend für bestimmte Syndrome. Jeder Hinweis muss also durch den (entsprechenden) neurologischen Befund und ggf. das Ergebnis der Zusatzuntersuchungen abgesichert werden.

Einige anfallsartig oder intermittierend auftretende neurologische Symptome (Bewusstseinsverlust, Kopfschmerzen, Seh- oder Sprachstörungen, Schwindel, Doppelbilder) können, obwohl sie nur durch die Anamnese feststellbar sind, entscheidend für die Diagnose sein.

1.1.3 Psyche

Die Bewertung der anamnestischen Angaben einer zu untersuchenden Person ergibt sich bei Kooperationsfähigkeit und -bereitschaft aus dem Gespräch (▶ Kap. 1.9). Die Möglichkeit der Fremdanamnese sollte immer genutzt werden (▶ Tab. 1.3). Psychische Auffälligkeiten können zwar einerseits den inhaltlichen Wert anamnestischer Angaben einschränken, andererseits kann durch ihre Analyse die Annahme einer Hirn(mit)erkrankung gestützt werden.

Tab. 1.2 Verlauf und Ätiologie einer Erkrankung

Beginn und Verlauf	Mögliche Ätiologie
Akuter Beginn	Entzündung, vaskuläre Störung, Trauma
Subakuter Beginn	Blutung, Raumforderung
Chronischer Verlauf	Degenerative Erkrankung, Raumforderung
Schubförmiger Verlauf	Entzündung, vaskuläre Störung
Gleichbleibender Befund	Angeborene Fehlbildung, Defekt nach akuter Erkrankung

Tab. 1.3 Fremdanamnestische Hinweise zur Entwicklung psychischer Auffälligkeiten

Hinweis	Mögliche Ursache
Plötzlicher Symptombeginn	• Notfall! • Blutung, Tumor, Entzündung, Intoxikation
Langsam zunehmende Veränderung	• Zerebrale Raumforderung • Degenerative Erkrankung • Chronische Intoxikation
Untypisches, „wesensfremdes" Verhalten	(Organische) Psychose
Gleiche Symptomatik bei anderen Familienangehörigen	Hereditäre Erkrankung
Auffälliges Verhalten schon vor Beginn der Veränderungen	• Angeborene Störung • Persönlichkeitsstörung

Auffällige Diskrepanzen zwischen einem scheinbar schweren neurologischen Befund (z. B. sensomotorische Beinlähmung) und kaum feststellbarer emotionaler Beteiligung sollte an eine psychogene Störung denken lassen.

1.2 Hirnnerven

Die Hirnnervenuntersuchung erlaubt eine relativ präzise Hirnstammdiagnostik. Für die Verlaufsbeurteilung von Erkrankungen mit Bewusstseinstrübung kann sie sehr hilfreich sein.

1.2.1 N. olfactorius (I)

Prüfung

Aromatische Geruchsstoffe (Vanille, Zimt, Kaffee) sollen mit geschlossenen Augen nur durch Riechen erkannt werden. Gibt die zu untersuchende Person an, nichts zu riechen, werden Trigeminusreizstoffe (Ammoniak, Essigsäure) angeboten.

Interpretation

- Wird auf alle Stoffe keine Geruchsempfindung angegeben, liegt der Verdacht auf Simulation nahe, da N. olfactorius und N. trigeminus fast nie gemeinsam geschädigt werden.
- Anosmie kommt z. B. bei frontalen Hirntumoren, frontobasalen Kontusionen und Gesichtsschädelfrakturen vor; deshalb soll bei jedem Schädeltrauma der Geruchssinn geprüft werden.
- Bei Covid-Erkrankungen kann eine zumindest vorübergehende Riechstörung auftreten.
- Bei „degenerativen" Hirnerkrankungen (Morbus Alzheimer, Morbus Parkinson) zeigt sich häufig bereits in der Initialphase eine Anosmie.

1.2.2 N. opticus (II)

Prüfung

- Grobe Visusprüfung: vorgehaltene Finger sollen gezählt, Gedrucktes soll gelesen werden.
- Gesichtsfeldprüfung: von außen ins Gesichtsfeld geführte Finger sollen möglichst früh erkannt werden (▶ Abb. 1.1).

Interpretation

Eine akute monokuläre Sehstörung kann Ausdruck einer Optikusneuritis sein;

- Die Gesichtsfeldausfälle bei Läsionen der Sehbahn zeigt ▶ Abb. 1.2.
- Ein besonders häufiger Gesichtsfeldausfall ist die homonyme Hemianopsie, die aufgrund einer postchiasmatischen Läsion der kontralateralen Hemisphäre z. B. bei Hirninfarkt entsteht.
- Eine bitemporale Hemianopsie ist meist Ausdruck eines Sellaprozesses.

! Eine medikamentöse Erweiterung der Pupille sollte bei Verdacht auf eine Hirnerkrankung immer unterbleiben, da die Änderung der Pupillenweite ein empfindlicheres Zeichen für akuten Hirndruck ist als die Stauungspapille.

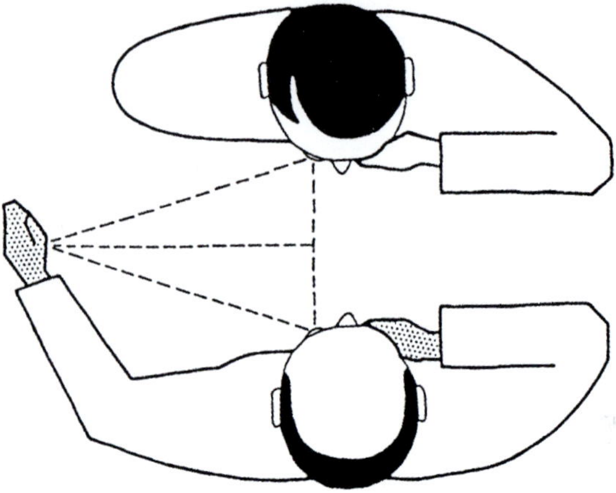

Abb. 1.1 Gesichtsfeldprüfung [O203]

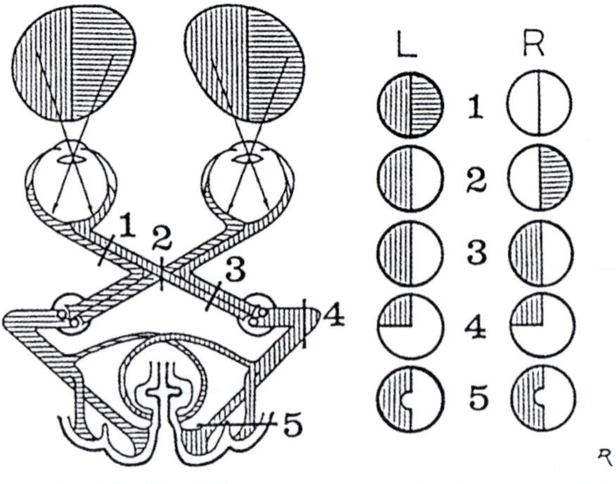

Abb. 1.2 Gesichtsfeldausfälle bei Läsionen der Sehbahn [O203]

Prüfung

- Augenhintergrund
- Ophthalmoskopische Untersuchung

Interpretation

- Eine Stauungspapille ist meist Ausdruck eines länger als 24 h bestehenden Hirndrucks.
- Der Visus ist bei einer Stauungspapille erst wesentlich gestört, wenn sie in eine Optikusatrophie übergeht.

- Ein Papillenödem mit akuter Visusstörung ist meist Hinweis auf eine Neuritis nervi optici.
- Eine Optikusatrophie kommt einseitig bei mechanischen oder entzündlichen Schädigungen vor; beidseitiges Auftreten muss an Allgemein-, Augen- oder Systemerkrankungen denken lassen.
- Gefäßläsionen können Hinweise auf Arteriosklerose, Hypertonus oder Subarachnoidalblutung geben.

Bei Nachweis einer Stauungspapille keine Liquorpunktion (Gefahr der Einklemmung)! Finden sich in der Bildgebung des Gehirns (CCT, MRT) keine Hirndruckzeichen, ist die LP indiziert.

1.2.3 N. oculomotorius (III), N. trochlearis (IV), N. abducens (VI)

Augenmotilität

Die Augenmotilität hängt von der Funktion der Sehbahn, der Augenmuskeln, der Nn. oculomotorius, trochlearis und abducens und der übergeordneten Blickzentren mit ihren Bahnen ab.

Prüfung

Bulbusstellung zuerst in Ruhe, danach bei Bewegungen in Zugrichtung der einzelnen Augenmuskeln prüfen (▶ Abb. 1.3). Dazu verfolgt der Patient mit den Augen einen vom Untersucher in der Horizontalen und schräg nach oben und unten jeweils temporal und nasal bewegten Gegenstand (Finger, Lampe).
Bei dieser Untersuchung auch auf Nystagmus (s. u.) achten!

Interpretation

- Ruhestellung: Weicht ein Auge ab?
  - Nach innen: Abduzensschädigung

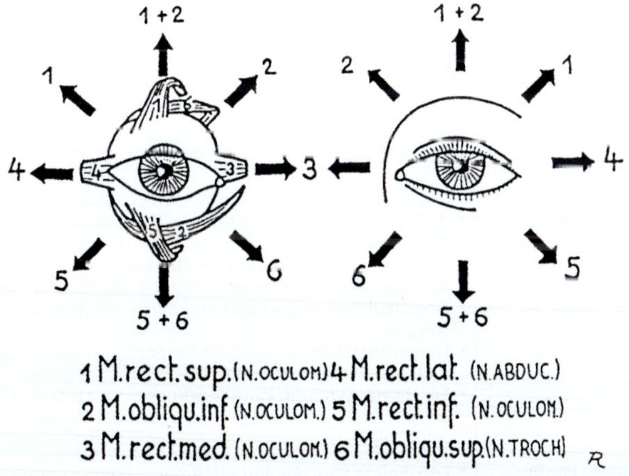

Abb. 1.3 Zugrichtung der Augenmuskeln [O203]

  - Nach nasal oben: Trochlearisschädigung, dabei häufig kompensatorische Schiefstellung des Kopfes zur gesunden Seite
  - Nach temporal unten: Okulomotoriusschädigung, dabei häufig Ptose und Pupillenerweiterung (s. u.)
- Bestehen Doppelbilder?
  - Stehen sie parallel zueinander? Hinweis auf Abduzensparese
  - Stehen sie schräg zueinander? Hinweis auf Okulomotorius- oder Trochlearisparese (selten)
- In welcher Blickrichtung sind die Doppelbilder am weitesten voneinander entfernt? Das entspricht der Zugrichtung des gelähmten Muskels. Beispiel: Abduzensparese links (▶ Abb. 1.4).

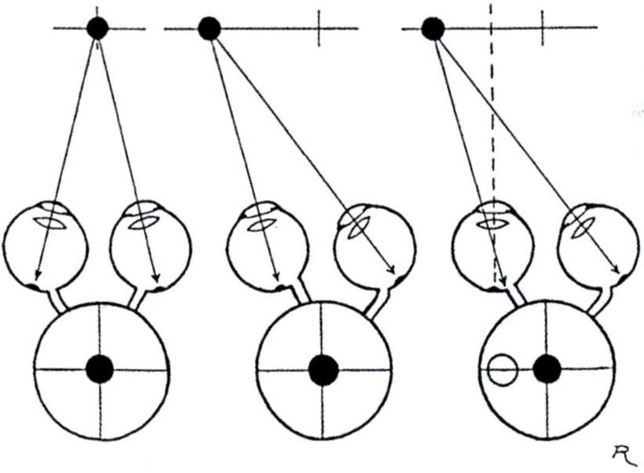

Abb. 1.4 Schema einer Abduzensparese links. Beim Blick nach links wird das Bild im paretischen Auge auf den nasalen Anteil der Retina abgebildet; es erscheint demnach ins temporale Gesichtsfeld projiziert. [O203]

Pupillenmotilität

Die Pupillengröße prüfen und ihre Reaktion auf Belichtung und Konvergenz testen (▶ Tab. 1.4, ▶ Abb. 1.5).

Tab. 1.4 Prüfung und Interpretation von Pupillenmotilitätsstörungen

Prüfung	Interpretation
Inspektion (auffällige Pupillengröße und/ oder Seitendifferenzen?)	• Auffällig enge Pupillen können auf Intoxikationen hinweisen. Weite, lichtstarre Pupillen sprechen für eine schwere Funktionsstörung des Hirnstamms. • Bei einer akuten einseitigen Pupillenerweiterung muss an eine Okulomotoriusschädigung durch Hirndruck gedacht werden. • Länger bestehende Pupillendifferenzen (Anamnese, Passbild) haben meist keine pathologische Bedeutung. • Ein Horner-Syndrom kann Ausdruck einer zentralen oder peripheren (Lungenspitzentumor) Sympathikusschädigung sein.
Inspektion (Formanomalien?)	• Entrundete Pupillen sind meist durch Erkrankungen der Regenbogenhaut bedingt. • Selten können sie auch Symptom einer Neurolues sein.

Tab. 1.4 Prüfung und Interpretation von Pupillenmotilitätsstörungen *(Forts.)*

Prüfung	Interpretation
Jedes Auge einzeln belichten; die Reaktionen beider Pupillen dabei beobachten.	• Die Lichtreaktion läuft über den N. opticus bis zum Corpus geniculatum laterale, weiter zum Mittelhirn, von dort über die Nn. oculomotorii zu beiden Pupillen. • Ein Ausfall der indirekten Lichtreaktion spricht demnach für eine Okulomotoriusschädigung auf der Seite des nicht belichteten Auges. • Ein Ausfall der Lichtreaktion beider Augen bei Beleuchtung eines Auges spricht für eine Optikusläsion auf der Seite des belichteten Auges.
Gegenstand zum Gesicht des Patienten führen. Den Patienten auffordern, diesen Gegenstand zu fixieren. Dabei auf eine Verengung der Pupillen achten.	• Als Robertson-Phänomen wird eine überschießende Konvergenzreaktion bei träger bis fehlender Lichtreaktion bezeichnet. Diese Pupillenstörung wird häufig bei Neurolues beobachtet. • Unter einem Adie-Syndrom versteht man eine meist einseitige Pupillotonie bei abgeschwächten bis fehlenden Beinreflexen. Die Ätiologie des Syndroms ist unklar; sicher pathologische Bedeutung hat es nicht.

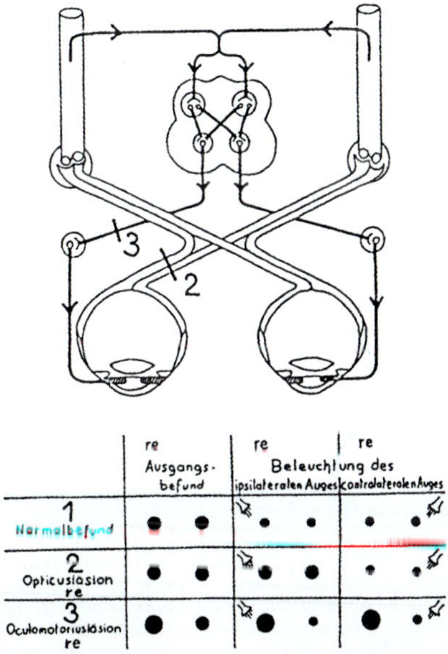

Abb. 1.5 Lichtreaktion [O203]

1.2.4 Störungen der Blickmotorik

Die konjugierten Blickbewegungen werden vorwiegend gesteuert durch:

- das frontale Blickzentrum (Area 8) für die schnellen Blickzielbewegungen (Sakkaden),
- den parietookzipitalen visuellen Kortex (Area 19) für die langsamen Blickfolgebewegungen,
- die Area pretectalis des Mittelhirns für die vertikalen Blickbewegungen,
- das pontine Blickzentrum für die horizontalen Blickbewegungen und
- den Fasciculus longitudinalis medialis, der die Augenmuskelnervenkerne verbindet.

Zusätzliche Bedeutung hat insbesondere das vestibuläre System, das über den vestibulookulären Reflex die optische Fixation eines Objekts bei Eigenbewegungen des Körpers erlaubt. Durch die zahlreichen beteiligten Strukturen ergibt sich eine Vielzahl von Schädigungsmustern. Die Feststellung und Interpretation klinisch besonders relevanter Störungen werden im Folgenden dargestellt.

Primäre Augenstellung

Inspektion

Beide Augen sind konstant nach einer Seite gerichtet.

Interpretation

- Vermehrte Aktivität des frontalen Blickzentrums führt zur Blickrichtung nach kontralateral, z. B. beim fokalen Anfall („Der Patient blickt vom Herd weg.“).
- Verminderte Aktivität des frontalen Blickzentrums führt durch Überwiegen des kontralateralen Blickzentrums zur Blickrichtung nach ipsilateral, z. B. bei Hirninfarkt („Der Patient blickt seinen Herd an.“).
- Vermehrte Aktivität des pontinen Blickzentrums (selten!) führt zu einer Blickrichtung nach ipsilateral, Aktivitätsminderung bewirkt eine Blickrichtung nach kontralateral.
- Die Zuordnung zu einem kortikalen oder pontinen Herd erfolgt unter Berücksichtigung zusätzlicher Symptome: Eine begleitende periphere Fazialisparese spricht für einen ipsilateralen pontinen Herd, eine zentrale faziale Parese weist am ehesten auf eine kontralaterale Hemisphärenschädigung hin.

Blickbewegungen

▶ Tab. 1.5 fasst die Prüfung und Interpretation von Blickbewegungsstörungen zusammen.

Tab. 1.5 Prüfung und Interpretation von Blickbewegungsstörungen

Prüfung	Interpretation
Schnelle Blickzielbewegungen (Sakkaden): Der Untersucher steht im Abstand von 1 m vor dem Patienten und streckt beide erhobenen Hände seitlich aus. Der Patient soll auf Aufforderung nur mit den Augen (ohne Kopfwendung!) zur einen oder anderen Hand blicken.	Eine Verlangsamung der schnellen Blickzielbewegungen zu einer Seite spricht für eine Störung des Sakkadensystems und kommt u. a. bei frontalen Prozessen vor.
Langsame Blickfolgebewegungen: Der Untersucher bewegt einen Gegenstand (Pendel) langsam vor den Augen des Patienten. Der Patient soll nur mit den Augen (ohne Kopfbewegung!) dem Gegenstand folgen.	Eine Störung der Blickfolgebewegungen spricht für eine okzipitale Läsion.

Tab. 1.5 Prüfung und Interpretation von Blickbewegungsstörungen *(Forts.)*

Prüfung	Interpretation
Vertikale Blickbewegungen: Der Untersucher fordert den Patienten auf, nach oben und unten zu blicken.	Vertikale Blickbewegungsstörungen finden sich bei Läsionen im Bereich der Area pretectalis des Mittelhirns (z. B. MS, degenerative Hirnstammerkrankung, Basilaristhrombose).
Diskonjugierte Blickbewegungen: Der Untersucher bewegt einen Gegenstand auf das Gesicht des Patienten zu. Die Augenachsen des Patienten sollen dabei konvergieren.	Der Ausfall der Konvergenzreaktion spricht für mesenzephale Läsionen (Entzündungen, Tumoren).
Komplexe Blickbewegungsstörungen	
Als internukleäre Ophthalmoplegie (INO) wird eine Adduktionsparese eines Auges beim Blick zur Gegenseite bezeichnet. Dabei tritt zusätzlich ein dissoziierter Nystagmus des abduzierenden Auges auf. Beim Blick nach rechts bewegt sich also das linke Auge nicht über die Mittellinie nach rechts, während auf dem rechten Auge ein Nystagmus auftritt.	Störung im Fasciculus longitudinalis medialis
Beim „Eineinhalb-Syndrom" kann ein Auge weder nach links noch nach rechts aus der Mittellinie geführt werden, während das kontralaterale Auge zwar abduziert, aber nicht adduziert werden kann.	Läsion des pontinen Blickzentrums und des Fasciculus longitudinalis medialis

1.2.5 N. trigeminus (V)

Gesichtssensibilität, Motilität der Kaumuskulatur, Kornealreflex und Masseterreflex prüfen.

Sensibilität

Prüfung

Schmerz- und Berührungsreize in den peripheren Trigeminusarealen und den Sölder-Zonen (▶ Abb. 1.6) auslösen.

Interpretation

- Läsionen im Bereich des Nervs führen zu Sensibilitätsstörungen in den peripheren Arealen.
- Hirnstammherde mit Beteiligung des Trigeminuskerns äußern sich in Sensibilitätsstörungen der Sölder-Areale.
- „Druckschmerzhafte Nervenaustrittspunkte" weisen auf eine periphere Irritation des Nerven (z. B. Sinusitis) hin.

Kaumuskelfunktionen

Prüfung

Den Patienten auffordern, fest auf die Zähne zu beißen; dabei vergleichend die Muskelbäuche des M. masseter und des M. temporalis betasten, auf einseitige Atrophie achten.

Interpretation

Das Abweichen des Unterkiefers zu einer Seite beim Mundöffnen kann durch eine Trigeminusläsion bedingt sein, die zu einer Parese der Mm. pterygoidei führt.

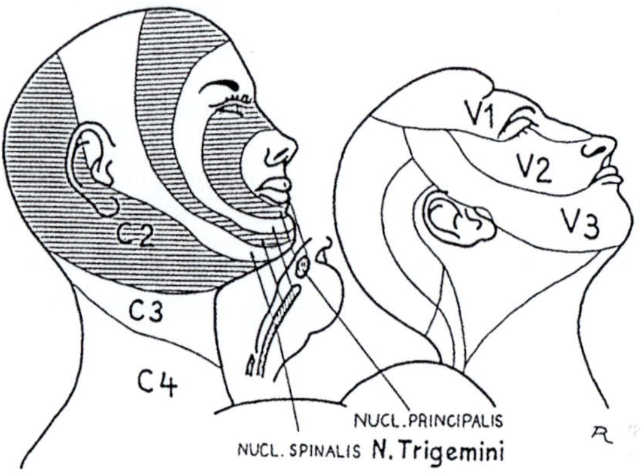

Abb. 1.6 Sölder-Zonen [O203]

Kornealreflex

Prüfung

Mit einem Papiertupfer oder einem Wattestäbchen die Konjunktiva im lateralen Augenwinkel reizen: Reflexantwort ist ein Lidschlag. Eine Konjunktivareizung reicht wegen identischer Innervation meist aus und verringert die Gefahr von Kornealläsionen.
Reflexbahn: Die Afferenz führt über den N. ophthalmicus (V1) zum sensiblen Trigeminuskern und wird in der Brücke auf den N. facialis als efferenten Schenkel umgeschaltet.

Interpretation

Eine Abschwächung des Kornealreflexes findet sich bei Trigeminus-, Hirnstamm- oder Fazialisläsionen. Sicher verwertbar sind nur Seitendifferenzen.

Masseterreflex

Prüfung

Einen Finger quer in die Grube zwischen Unterlippe und Kinn des Patienten legen und den Patienten auffordern, den Mund leicht zu öffnen. Ein leichter Schlag mit dem Reflexhammer von oben auf den Finger des Untersuchers löst den Reflex aus. Reflexantwort ist eine Kontraktion der Kaumuskeln (M. masseter, M. temporalis).
Reflexbahn: Der Reflex läuft über sensible Trigeminusanteile zur Brücke, wird auf den motorischen Trigeminuskern umgeschaltet und erreicht über die motorischen Trigeminusfasern die Unterkieferschließmuskeln.
Eine Abschwächung des Reflexes ist nicht sicher festzustellen. Als Steigerung wird eine Kieferschlussbewegung, die zu hörbarem Zähneklappen (cave Gebiss) führt, angesehen.

Interpretation

Eine Reflexsteigerung spricht für eine Läsion der Pyramidenbahn oberhalb des motorischen Trigeminuskerns und kommt zum Beispiel bei ALS oder Pseudobulbärparalyse vor.

1.2.6 N. facialis (VII)

Prüfung

Zunächst die Spontanmimik beobachten, danach einzelne Willkürbewegungen (Stirnrunzeln, Augen zukneifen, Nase rümpfen, Zähne zeigen, Backen aufblasen, Pfeifen) prüfen.

Interpretation

- Ist der Augenschluss seitengleich?
  Bei peripherer Fazialisparese kann das Auge auf der Seite der Lähmung meist nicht ganz geschlossen werden. Als Bell-Phänomen wird hierbei das Abweichen des Augapfels nach oben außen bezeichnet. Zusätzlich finden sich auf der Seite der Lähmung weniger ausgeprägte Stirnfalten.
- Ist eine Nasolabialfalte verstrichen?
  Die verstrichene Nasolabialfalte ist meist ein geeigneteres Symptom als der „hängende Mundwinkel", da der Mund nicht selten zur gesunden Seite hinübergezogen wird!
- Bestehen Seitendifferenzen im Lidschlag?
  Bei peripherer Fazialisparese ist der Lidschlag auf der gelähmten Seite seltener.
- Werden Geschmacksstörungen einer Zungenhälfte angegeben?
  Das Symptom spricht für eine Läsion der Chorda tympani und damit für eine periphere Fazialislähmung.

Der Stirnast des N. facialis wird von beiden Hemisphären versorgt. Bei einseitiger Hemisphärenläsion („zentrale Fazialislähmung") kommt es demnach zu keiner wesentlichen Störung des Stirnastes, wohl aber des Mundastes, der nur von der betroffenen Hemisphäre versorgt wird (▶ Abb. 1.7).

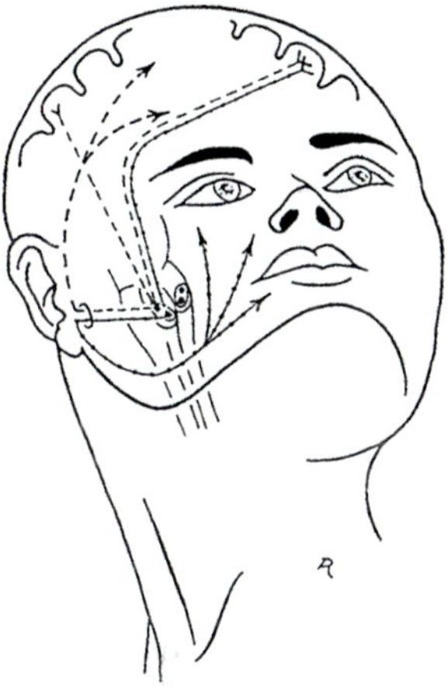

Abb. 1.7 Schema des Fazialisverlaufs [O203]

> Um eine leichte (auch zentrale) Fazialisparese zu erkennen, eignet sich das Wimpernzeichen: Bei kräftigem Augenschluss sind die Wimpern auf der paretischen Seite noch sichtbar.

1.2.7 N. statoacusticus (VIII)

Prüfung

Bei einer groben Hörprüfung (Uhrenticken, Flüstersprache) auf Seitendifferenzen achten.

Eine Schalleitungs- kann von einer Schallempfindungsstörung ggf. durch die Versuche nach Weber und Rinne (siehe HNO-Lehrbücher!) unterschieden werden.

Bei Verdacht auf einseitige neurogene Hörminderung besonders auf die Funktionen der benachbarten Hirnnerven V und VII achten!

Interpretation

Die Zuwendung eines Ohres bei Fragen des Untersuchers spricht für eine Hörminderung des kontralateralen Ohres.
Zusätzliche Läsionen der benachbarten Hirnnerven V und VII sprechen für einen Prozess im Kleinhirnbrückenwinkel.
Weiterhin auf das Auftreten eines Nystagmus (s. u.) achten.

Nystagmus

In den meisten Fällen kann ein Nystagmus mit der Augenmotilitätsprüfung festgestellt werden.

Prüfung

Augenbewegungen beobachten, dabei besonders darauf achten,
- ob der Nystagmus spontan oder nur bei bestimmten Blickrichtungen oder Körperstellungen auftritt,
- ob er bei Positionsänderungen des Körpers seine Richtung ändert und
- ob er erschöpflich ist.

Interpretation

Wichtig ist die Unterscheidung zwischen vestibulärem und zentralem Nystagmus.

- Für einen **vestibulären Nystagmus** sprechen Konstanz seiner Richtung unabhängig von Blickrichtung und Körperstellung, gleichzeitige Hörstörungen, Schwindel, Gleichgewichtsstörungen und vegetative Störungen (Erbrechen). Die langsame Komponente weist zur Seite des geschädigten Vestibularorgans.
- Für einen **zentralen Nystagmus** sprechen das Auftreten nur in einer Blickrichtung oder Körperstellung, das Fehlen von Schwindel und vegetativen Symptomen in den meisten Fällen.
- Unter **dissoziiertem Nystagmus** versteht man einen monokulären Nystagmus oder unterschiedliche Nystagmusrichtungen beider Augen. Der Befund spricht für eine Läsion des Fasciculus longitudinalis medialis, wenn ein „blickparetischer" Nystagmus bei isolierten Augenmuskelparesen (Doppelbilder!) ausgeschlossen ist.

Ein Spontannystagmus ist immer pathologisch, ein Endstellnystagmus ist bei seitengleicher Ausprägung nicht pathologisch.

Kopfimpulstest

Zum Nachweis einer einseitigen Schädigung des horizontalen Bogenganges, die häufig Ursache von anfallsartigem Schwindel oder Fallneigung ist, eignet sich der Kopf-Impulstest.

Prüfung

Die zu untersuchende Person fixiert während des gesamten Testablaufs die Nase des Untersuchers (▶ Abb. 1.8a). Der Untersucher bewegt nun den Kopf der zu untersuchenden Person langsam wechselweise (etwa 20°) zu beiden Seiten und schnell wieder zurück zur Mittelstellung. Um den Fixationspunkt halten zu können, wandern die Augen der untersuchten Person kompensatorisch zur Gegenseite

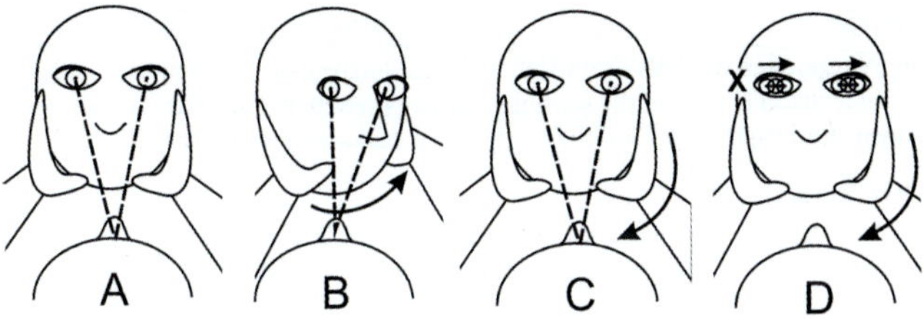

Abb. 1.8 Kopfimpulstest. a) Der Patient fixiert während des gesamten Testablaufs die Nase des Untersuchers. b) Der Untersucher dreht den Kopf des Patienten etwa 20° wechselweise zu beiden Seiten. c) Bei schneller Bewegung in Richtung der gesunden Seite bis zur Mittellinie folgen die Augen mit der kompensatorischen Bewegung prompt. d) Bei schneller Bewegung zur betroffenen Seite muss die verlangsamte kompensatorische Augenbewegung zur Gegenseite durch eine schnelle „Korrektursakkade" nachjustiert werden. [O205]

(▶ Abb. 1.8b). Bei Drehung zur gesunden Seite bis zur Mittelstellung folgen die Augen direkt und erreichen die Mittelstellung mit Beendigung der Bewegung (▶ Abb. 1.8c). Bei Drehung des Kopfes zur betroffenen Seite erfolgt die kompensatorische Augenbewegung zur Gegenseite zu langsam und muss durch eine kurze „Korrektursakkade" optimiert werden (▶ Abb. 1.8d).

Interpretation

Das Auftreten einer Korrektursakkade beweist eine horizontale Bogengangschädigung auf der Seite, zu der die schnelle Bewegung durchgeführt wurde.
Dies ist ein einfacher Test zum Nachweis einer vestibulären Störung als Schwindelursache (cave Kreislaufstörung).

1.2.8 N. glossopharyngeus (IX), N. vagus (X)

Die Innervationsgebiete beider Nerven überschneiden sich weitgehend. Bei den Funktionsprüfungen werden meist Anteile beider Nerven untersucht.
Durch Inspektion wird die Motilität des Gaumensegels geprüft, dann wird der Würgereflex ausgelöst. Die Motilität der Stimmlippen kann anhand der Sprache beurteilt werden.

Motilität des Gaumensegels

Prüfung

Bewegung des Gaumensegels bei Innervation (Aah-Sagen) inspizieren.

Interpretation

- Pathologisch ist das Abweichen des Gaumensegels zu einer Seite. Am besten orientiert man sich an der Bewegung der Zäpfchenbasis (nicht der Zäpfchenspitze!).
- Bei einseitiger Nervenläsion wird das Gaumensegel zur gesunden Seite hinübergezogen.

Würgereflex

Prüfung

Der Würgereflex wird als Fremdreflex durch Reizung der Rachenwand ausgelöst. Die Reflexbahn läuft über die sensiblen und motorischen Fasern der Nn. glossopharyngeus und vagus. Die Umschaltung erfolgt im kaudalen Hirnstamm.

Interpretation

Abschwächung oder Ausfall des Reflexes können bei Hirnstammläsionen, bei Myopathien, aber auch bei Gesunden vorkommen.

Motilität der Stimmlippen

Prüfung

Bei der Sprachprüfung auf Heiserkeit achten.

Interpretation

Heiserkeit kann auch durch eine Läsion des N. laryngeus recurrens bedingt sein. Im Zweifelsfall Laryngoskopie veranlassen.

1.2.9 N. accessorius (XI)

Prüfung

Kopf auf eine Seite drehen lassen, dann das Kinn fixieren. Den Patienten auffordern, seinen Kopf gegen den Widerstand zur gegenüberliegenden Seite zu drehen (prüft den M. sternocleidomastoideus der Gegenseite).

Eigene Hände auf beide Schultern des Patienten legen und ihn auffordern, seine Schultern gegen den Widerstand zu heben (prüft die Mm. trapezii).

Interpretation

Eine Parese beider Muskeln kann eine Läsion im Bereich der Schädelbasis oder eine Myopathie bedeuten; eine isolierte Trapeziusparese ist meist durch eine Nervenschädigung im seitlichen Halsdreieck bedingt.

1.2.10 N. hypoglossus (XII)

Prüfung

Den Patienten die Zunge herausstrecken lassen.

Faszikulieren beobachtet man am besten, wenn der Patient die Zunge im geöffneten Mund belässt.

Interpretation

Bei einseitiger Hypoglossusparese drängt der gesunde Muskelanteil die Zunge zur kranken Seite.

Faszikulieren der Zungenmuskulatur spricht für einen Vorderhornprozess im Bereich des Hirnstammes (z. B. Bulbärparalyse).

1.3 Motilität

Motorik des Patienten bereits beim Eintreten, Setzen, Sprechen, Auskleiden beobachten. Möglichst nicht beim Auskleiden helfen.

Besonders beim Ankleiden (= nach „Beendigung der Untersuchung“) bewegt sich der Patient meist viel spontaner als vorher!

1.3.1 Kraftprüfung

Die Kraftprüfung soll feststellen,

- ob Paresen bestehen und
- ob sich die Paresen dem u. a. Muster zuordnen lassen! Sie hat das Verteilungsmuster der Paresen aufzudecken und soll deshalb immer nach einem bestimmten Schema ablaufen.

Verteilungsmuster

- Peripher neurogen: Muskeln, die von einem Nerven versorgt werden, sind paretisch, (z. B. Hand- und Fingerstrecker – N. radialis).
- Radikulär: Muskeln, die von einer Wurzel versorgt werden, sind paretisch, (z. B. M. biceps, M. brachioradialis – C6).
- Spinal: Alle Muskeln beider Beine sind (spastisch) paretisch – thorakale Läsion; die Muskeln aller Extremitäten sind (spastisch) paretisch – Läsion oberhalb C5.
- Zerebral: Die Muskeln einer Körperhälfte sind paretisch.
- Myogen: Proximale („Beckengürteltyp“) oder distale Muskelgruppen ohne Zuordnung zu einzelnen Nerven oder Wurzeln sind paretisch.

!

- Bei Myositiden kommen auch asymmetrische Verteilungsmuster vor!
- Bei symmetrischen Paresen ohne Sensibilitätsstörungen zunächst an Vorderhornprozesse oder Myopathien denken!

Vorhalteversuch

Prüfung

Der Patient schließt im Stehen die Augen und hält seine Arme in Pronationsstellung parallel zum Boden. Im Liegen werden die Beine in Hüfte und Knie jeweils 90° gebeugt und parallel zueinander gehalten.

Interpretation

Eine Absinktendenz von Arm oder Bein weist auf eine Parese hin.

Kraftgrade

Zur Quantifizierung von Paresen (Verlauf!) dienen die Kraftgrade (▶ Tab. 1.6).

1.3.2 Muskelfunktionsprüfungen

Folgendes Schema hat sich zur Orientierung bewährt:

Tab. 1.6 Kraftgrade

Kraftgrad	Funktion
0	Keine Funktion (Paralyse)
1	Anspannung der Sehne ohne Bewegungseffekt
2	Bewegung unter Ausschaltung der Schwerkraft
3	Bewegung gegen die Schwerkraft
4	Bewegung gegen Widerstand
5	Volle Kraft

1

Arm

M. deltoideus

Arm seitlich über 15° abduzieren lassen (▶ Abb. 1.9; bis 15° M. supraspinatus); prüft die Funktionen von M. deltoideus, N. axillaris und C5.

M. biceps

Arm im Ellenbogengelenk beugen lassen, der Unterarm steht dabei supiniert (▶ Abb. 1.10); prüft die Funktionen von M. biceps, N. musculocutaneus und C6 (▶ Tab. 1.7).

M. brachioradialis

Arm im Ellenbogengelenk beugen lassen, der Unterarm steht dabei in Mittelstellung (▶ Abb. 1.11); prüft die Funktionen von M. brachioradialis, N. radialis und C6 (▶ Tab. 1.7).

M. triceps

Arm im Ellenbogengelenk strecken lassen (▶ Abb. 1.12); prüft die Funktionen von M. triceps, N. radialis und C7 (C8) (▶ Tab. 1.8).

M. abductor pollicis brevis

Daumen senkrecht zur Handinnenfläche abduzieren lassen (▶ Abb. 1.13); prüft die Funktionen des M. abductor pollicis brevis, N. medianus und C8 (C7) (▶ Tab. 1.8).

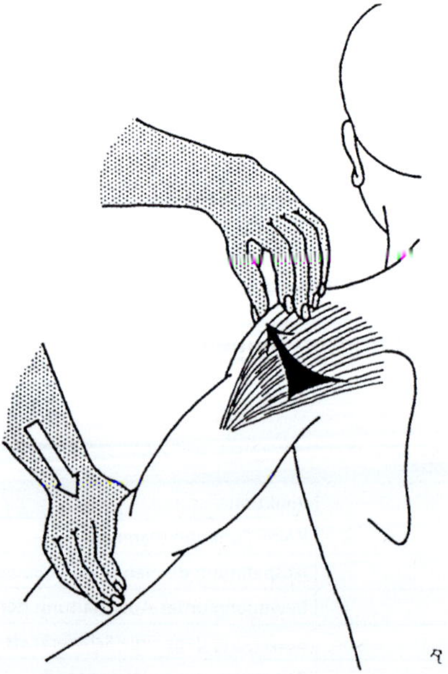

Abb. 1.9 Prüfen des M. deltoideus [O203]

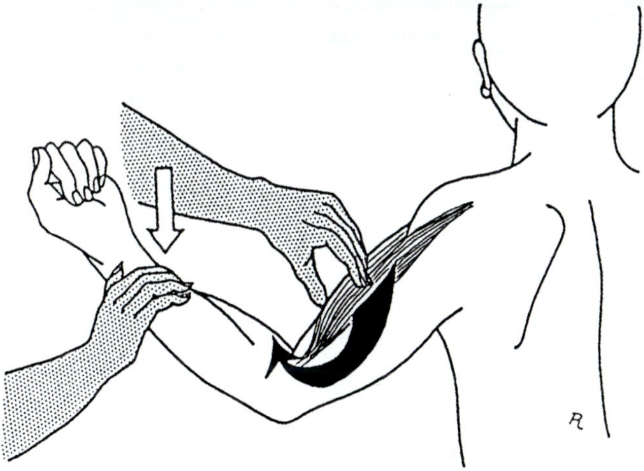

Abb. 1.10 Prüfen des M. biceps [O203]

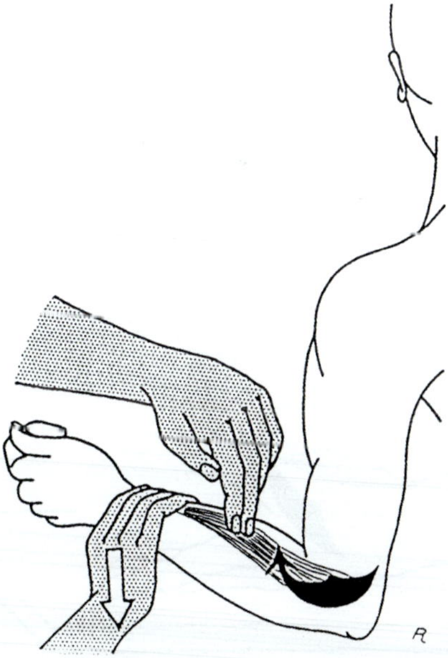

Abb. 1.11 Prüfen des M. brachioradialis [O203]

Tab. 1.7 Interpretation der Befunde von Mm. biceps und brachioradialis

M. biceps	M. brachioradialis	Interpretation
Parese	Normale Kraft	Läsion des N. musculocutaneus
Normale Kraft	Parese	Läsion des N. radialis
Parese	Parese	C6-Schädigung

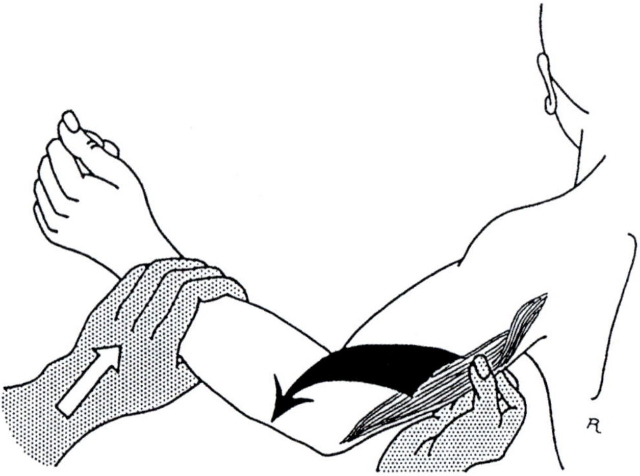

Abb. 1.12 Prüfen des M. triceps [O203]

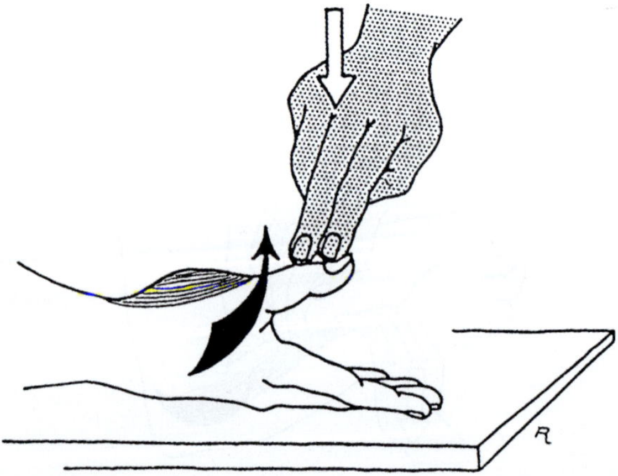

Abb. 1.13 Prüfen des M. abductor pollicis brevis [O203]

Tab. 1.8 Interpretation der Befunde von Mm. triceps und abductor pollicis brevis		
M. triceps	**M. abductor pollicis brevis**	**Interpretation**
Parese	Normale Kraft	Läsion des N. radialis
Normale Kraft	Parese	Läsion des N. medianus
Parese	Parese	C8-(C7-)Schädigung

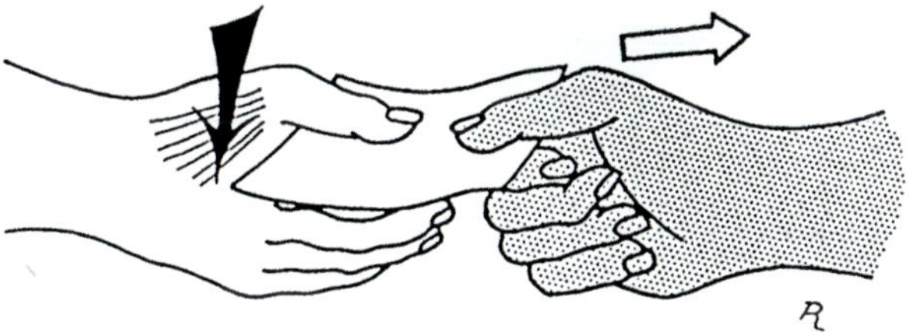

Abb. 1.14 Prüfen des M. adductor pollicis [O203]

M. adductor pollicis
Ein Blatt Papier zwischen gestrecktem Daumen und Zeigefinger gegen Widerstand festhalten lassen (▶ Abb. 1.14). Froment-Zeichen: Beugung des Daumenendgliedes. Prüft die Funktionen von M. adductor pollicis, N. ulnaris und C8.

Spezielle Tests der Handmuskulatur
▶ Tab. 1.9 und ▶ Abb. 1.15 fassen spezielle Tests der Armnervenfunktion zusammen.

Bein

M. quadriceps femoris
Bein im Kniegelenk strecken lassen (▶ Abb. 1.16); prüft die Funktionen von M. quadriceps, N. femoralis und L3, L4.

M. tibialis anterior
Fuß heben oder Hackengang demonstrieren lassen (▶ Abb. 1.17); prüft die Funktionen besonders von M. tibialis anterior, N. peronaeus und L4 (▶ Tab. 1.10).

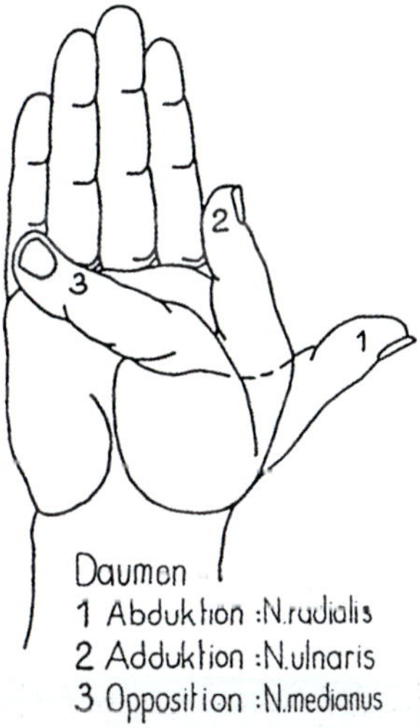

Abb. 1.15 Kurztest der Armnervenfunktion [O203]

Tab. 1.9 Kurztest der Armnervenfunktion		
Bewegung	**Muskel**	**Nerv**
Abduktion des Daumens	M. abductor pollicis longus	N. radialis
Opposition des Daumens	M. opponens pollicis	N. medianus
Adduktion des Daumens	M. adductor pollicis	N. ulnaris

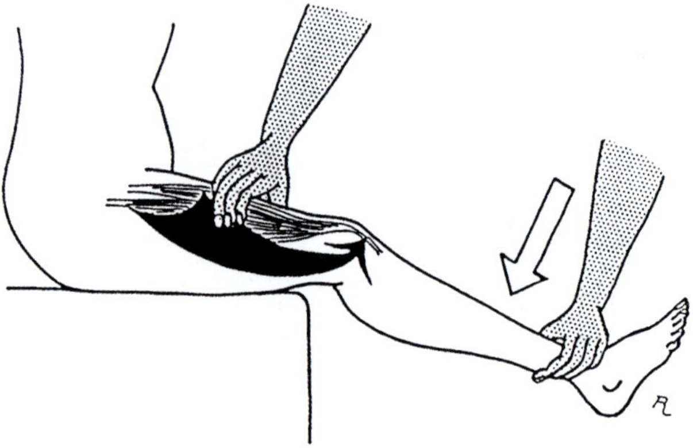

Abb. 1.16 Prüfen des M. quadriceps femoris [O203]

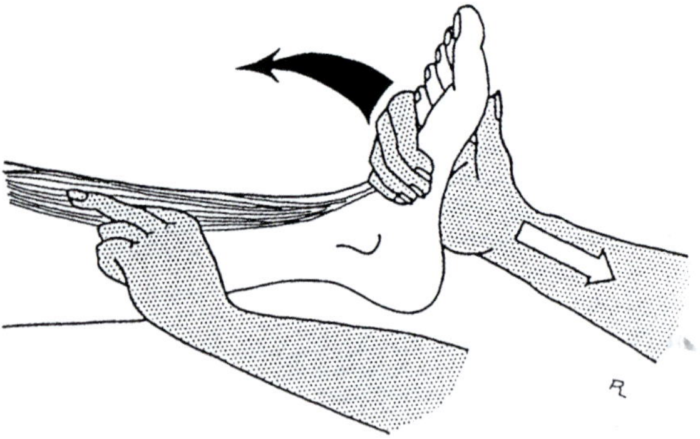

Abb. 1.17 Prüfen des M. tibialis anterior [O203]

Tab. 1.10 Interpretation der Befunde von Mm. quadriceps und tibialis anterior

M. quadriceps	M. tibialis anterior	Interpretation
Parese	Normale Kraft	Läsion des N. femoralis
Normale Kraft	Parese	Läsion des N. peronaeus
Parese	Parese	L4-Schädigung

M. extensor hallucis longus

Großzehe heben lassen (▶ Abb. 1.18); prüft die Funktionen von M. extensor hallucis longus, N. peronaeus und L5.

M. glutaeus medius

Beine im Hüftgelenk abduzieren lassen (▶ Abb. 1.19); prüft die Funktionen von M. glutaeus medius (beidseits), Nn. glutaei superiores und L5 (▶ Tab. 1.11).

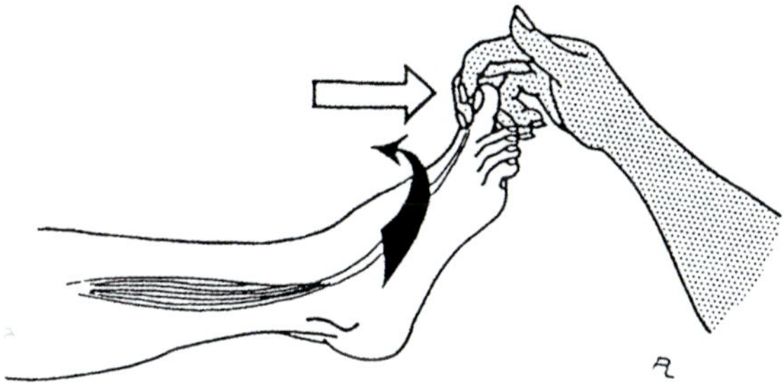

Abb. 1.18 Prüfen des M. extensor hallucis longus [O203]

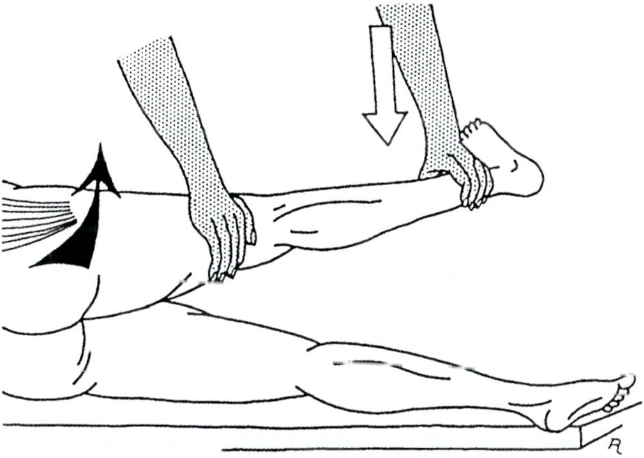

Abb. 1.19 Prüfen des M. glutaeus medius [O203]

Tab. 1.11 Interpretation der Befunde von Mm. extensor hallucis longus und glutaeus medius

M. extensor hallucis longus	M. glutaeus medius	Interpretation
Parese	Normale Kraft	Läsion des N. peronaeus
Normale Kraft	Parese	Läsion der Nn. glutaei superiores
Parese	Parese	L5-Schädigung

M. glutaeus maximus
Hände auf beide Gesäßhälften legen, Muskeln anspannen lassen (▶ Abb. 1.20); prüft die Funktionen von M. glutaeus maximus, Nn. glutaei inferiores und der Wurzel S1.
Die häufige einseitige Schädigung der Wurzel S1 lässt sich durch diesen Test leicht nachweisen.

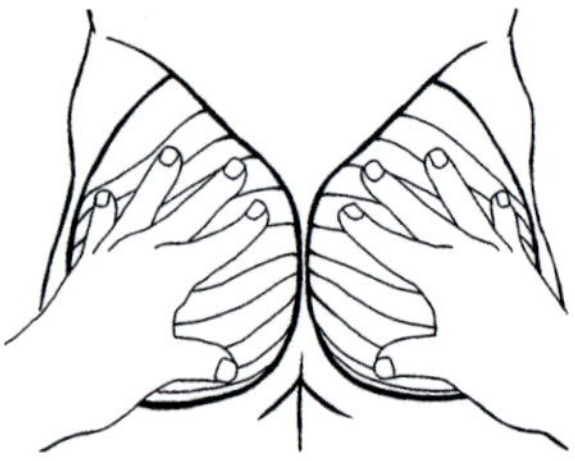

Abb. 1.20 Prüfen des M. glutaeus maximus [O205]

M. triceps surae
Fuß im Sprunggelenk beugen oder Zehengang demonstrieren lassen (▶ Abb. 1.21); prüft die Funktionen von M. triceps surae, N. tibialis und S1.

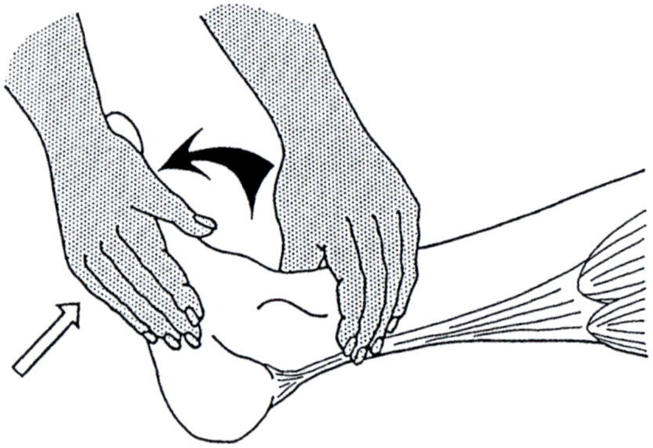

Abb. 1.21 Prüfen des M. triceps surae [O203]

1.3.3 Zusätzliche Motilitätsbefunde

Atrophien

Prüfung

Atrophien werden durch Inspektion, ggf. durch Umfangsmessungen an reproduzierbarer Stelle („15 cm unterhalb des Kniegelenkspaltes") festgestellt. Erst Umfangsdifferenzen von mehr als 1 cm sind pathologisch.

- Welchem Verteilungsmuster entsprechen die Atrophien?
- Welche Muskeln sind betroffen?
- Einseitig – beidseitig?
- Distal – proximal?

Interpretation

Eine Atrophie spricht für eine Läsion des 2. Neurons oder der Muskulatur; eine Hypertrophie kann Hinweis auf eine (myotone) Myopathie sein. Einseitige Atrophien kommen bei umschriebenen Nerven- oder Muskelläsionen vor. Hinter einer

einseitigen „Atrophie“ von Arm und Bein verbirgt sich in der Regel eine Hypoplasie bei frühkindlicher kontralateraler Hemisphärenschädigung. Beidseitige Atrophien treten bei Polyneuropathien oder Muskelerkrankungen auf. Distale Atrophien sprechen eher für eine Polyneuropathie, kommen selten aber auch bei Myopathie vor. Proximale Atrophien treten häufig bei Myopathien, seltener bei (meist entzündlichen) Polyneuropathien auf.
Muskelatrophien können sich auch bei Inaktivität innerhalb weniger Wochen ausbilden!

Tonusanomalien

Prüfung

Extremitäten im Handgelenk, Ellenbogengelenk, Kniegelenk oder Sprunggelenk passiv durchbewegen und den Patienten auffordern, locker zu lassen. Dabei auf den Tonus der Muskulatur achten! Um eine Hypotonie festzustellen, einzelne Extremitäten oder Muskelgruppen schütteln.

Interpretation

- Eine Hypotonie entsteht durch eine Läsion des 2. Neurons, eine Myopathie, eine zerebelläre Schädigung oder im Rahmen eines choreatischen Syndroms.
- Erhöht sich bei schnellen passiven Bewegungen der Tonus, spricht man von **spastischen Tonuserhöhungen** („Taschenmesserphänomen“). Bei spastischen Tonuserhöhungen sind meist Pyramidenbahnzeichen nachweisbar (▶ Kap. 1.4.2).
- Ein **Rigor** ist ein gleichbleibender „wächserner“ Widerstand. Unter einem „Zahnradphänomen“ versteht man einen Rigor, in den ein Tremor einschlägt.
- Eine **Myotonie** ist gekennzeichnet durch eine Störung der willkürlichen Muskelentspannung nach Kontraktionen. Der Patient kann z. B. eine zur Faust geschlossene Hand nicht sofort wieder öffnen.

Hyperkinesien

Prüfung

Patienten beobachten. Bestehen die Hyperkinesien in Ruhe oder in Bewegung? Wo sind sie lokalisiert?

Interpretation

- Choreatische Hyperkinesie: unsystematische, rasche, kurzdauernde, distale Bewegungen.
- Athetotische Hyperkinesie: unregelmäßige, vorwiegend distal lokalisierte, langdauernde Bewegungen mit übermäßiger Flexion oder Extension der Gelenke.
- Ballistische Hyperkinesie: plötzliche proximale Schleuderbewegungen.
- Dystone Hyperkinesie: tonische, mehr oder weniger lang dauernde Kontraktionen einzelner Muskeln oder Muskelgruppen.
- Myoklonien: regellose, rasche Kontraktionen einzelner Muskeln oder Muskelgruppen (zum Teil mit heftigem Bewegungseffekt bis zum Hinstürzen).
- Myorhythmien: regelmäßige, rhythmische Zuckungen einzelner oder mehrerer Muskeln (1–3/s).
- Faszikulationen: unregelmäßige Kontraktionen einzelner Muskelbündel wechselnder Lokalisation ohne Bewegungseffekt.
- Fibrillationen: Kontraktionen einzelner Muskelfasern, die man nur an der Zunge oder im EMG sieht.

Tremores

Prüfung

Patienten beobachten. Wann besteht der Tremor? Wodurch wird er beeinflusst? Welche Frequenz hat er?

Interpretation

- Ruhetremor: regelmäßiger, kontinuierlicher Tremor, der durch Aufregung verstärkt und durch Muskelanspannung vermindert wird, mit Frequenzen von 4–7/s, (meist Parkinsontremor).
- Intentionstremor (besser: Terminaltremor): bei Zielbewegungen deutlicher (meist zerebellärer Tremor).
- Essenzieller Tremor: Ruhe- und besonders Haltetremor mit Frequenzen von 4–11/s, der familiär gehäuft auftritt und sich meist schon im jungen Erwachsenenalter manifestiert (Verminderung nach Alkoholeinwirkung!).
- Vegetativer Tremor: feinschlägiger Tremor mit Frequenzen von 8–13/s, der häufig zusammen mit anderen vegetativen Zeichen auftritt und an eine Hyperthyreose, aber auch an eine Entzugssymptomatik denken lassen muss.
- Psychogener Tremor: unterschiedlich in Frequenz und Ausprägung, meist deutliche Verstärkung bei Zuwendung.

> Eine Verstärkung bei Zuwendung allein beweist keinen psychogenen Tremor! Affektveränderungen wirken auf das limbische System; dieses ist mit den Stammganglien verbunden und kann dadurch die extrapyramidalen Symptome verstärken.

Feinmotorik

Prüfung (s. a. ▶ Kap. 1.6)

Hinweise auf Störungen der Feinbeweglichkeit ergeben sich oft schon aus der Anamnese und durch Beobachtung beim An- und Ausziehen. Rasch aufeinanderfolgende Wechselbewegungen (Diadochokinese) prüfen, z. B. durch:

- „Klavierspielen“ auf der Bettdecke
- Abwechselnde Oppositionen des Daumens gegen die restlichen Finger einer Hand
- Schriftproben

Wichtig ist der Seitenvergleich beider Hände.

Interpretation

Störungen der Feinmotorik können Hinweise auf Paresen, Sensibilitätsstörungen oder zerebelläre Schädigungen geben. Auch Tonusveränderungen oder ein Tremor können die Feinmotorik beeinträchtigen. Feinmotorische Störungen sind nur in Zusammenhang mit anderen Symptomen zuzuordnen.

1.4 Reflexe

Reflexauffälligkeiten sind Reflexausfall, -abschwächung und -steigerung! Ziel ist es, sie festzustellen und ihr Verteilungsmuster zu erkennen.
Muskeleigenreflexe und Fremdreflexe untersuchen und die Auslösbarkeit pathologischer (Reflex-)Phänomene prüfen!

1.4.1 Muskeleigenreflexe

Der Reflexbogen hat einen afferenten Schenkel (Muskelspindeln bzw. Sehnenrezeptoren – peripherer Nerv – Hinterwurzel – Rückenmark). Dort wird der Impuls auf den efferenten Schenkel (motorische Vorderhornzelle – Vorderwurzel – peripherer Nerv – motorische Endplatte – Muskel) umgeschaltet. Der efferente Schenkel des Muskeleigenreflexes entspricht dem 2. motorischen Neuron, das seine Impulse auch von der Pyramidenbahn erhält.
Das **1. Neuron (= Pyramidenbahn)** hemmt die spinale segmentale Reflextätigkeit. Ein Ausfall der Pyramidenbahn führt zu einer spinalen Enthemmung, die als Reflexsteigerung sichtbar wird.

- Schädigung des 1. Neurons – Reflexsteigerung
- Schädigung des 2. Neurons – Reflexabschwächung

> **!** Reflexabschwächungen kommen auch bei Myopathien vor!

Bizepsreflex, BR (schlechter: „Bizepssehnenreflex")
N. musculocutaneus, C5, C6; Erfolgsorgan M. biceps brachii.

Prüfung
Bei leicht gebeugtem Ellenbogen auf die Bizepssehne schlagen (▶ Abb. 1.22).

Interpretation

- Abschwächung: C6- oder Musculocutaneus-Schädigung.
- DD: Bei C6-Schädigung meist auch Parese des M. brachioradialis (N. radialis); daher zusätzliche Abschwächung des BRR bei C6-Schädigung.
- Unterschiedliches sensibles Ausfallsmuster.

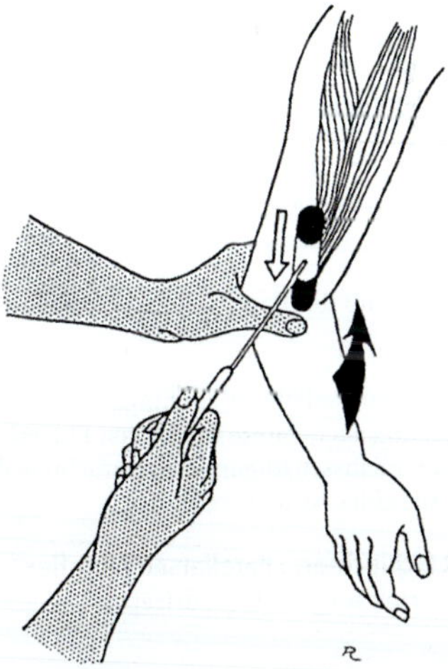

Abb. 1.22 Prüfen des Bizepsreflexes [O203]

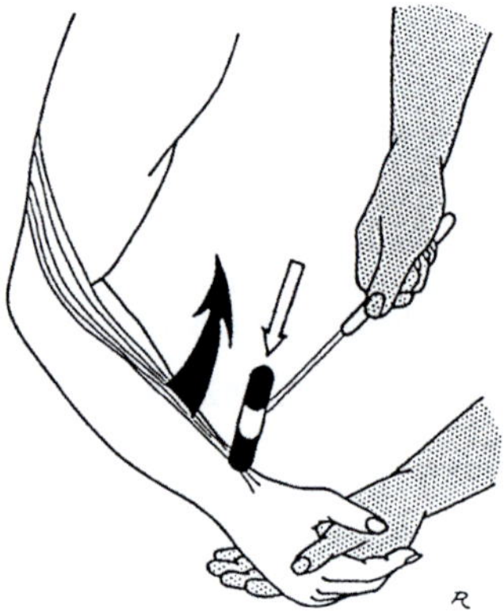

Abb. 1.23 Prüfen des Brachioradialisreflexes [O203]

Brachioradialisreflex, BRR (schlechter: „Radiusperiostreflex")
N. radialis, C6; Erfolgsorgan M. brachioradialis.

Prüfung
In Beuge- und Pronationsstellung des Arms gegen das distale Radiusdrittel schlagen (▶ Abb. 1.23).

Interpretation
- Abschwächung: C6- oder Radialisschädigung.
- DD: Bei C6-Schädigung meist auch Parese des M. biceps brachii. Bei Radialisschädigung evtl. Parese des M. triceps brachii, Abschwächung des TR.
- Unterschiedliches sensibles Ausfallsmuster.

Trizepsreflex, TR (schlechter: „Trizepssehnenreflex")
N. radialis, C7; Erfolgsorgan M. triceps brachii.

Prüfung
Bei gebeugtem Ellenbogen auf die Trizepssehne schlagen (▶ Abb. 1.24).

Interpretation
- Abschwächung: C7- oder Radialisschädigung.
- DD: Bei C7-Schädigung auch Parese der langen Fingerbeuger II und III (N. medianus). Bei Radialisschädigung Abschwächung des BRR.
- Unterschiedliches sensibles Ausfallsmuster.

Quadrizepsreflex, QR (schlechter: „Patellarsehnenreflex", PSR)
N. femoralis, (L2–L4); Erfolgsorgan M. quadriceps.

Prüfung
Bei leicht gebeugtem Knie auf die Quadrizepssehne unterhalb der Patella schlagen (▶ Abb. 1.25).

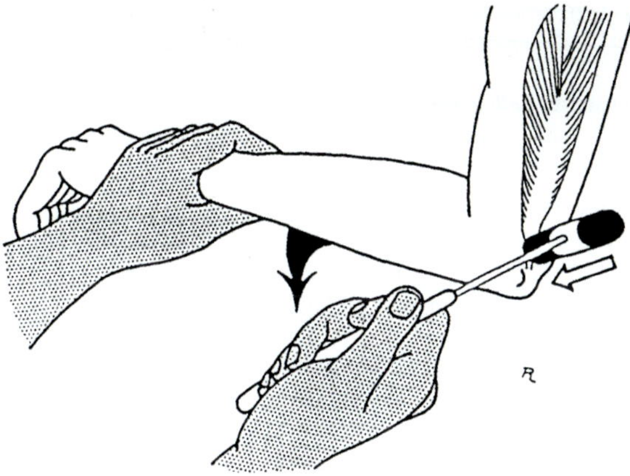

Abb. 1.24 Prüfen des Trizepsreflexes [O203]

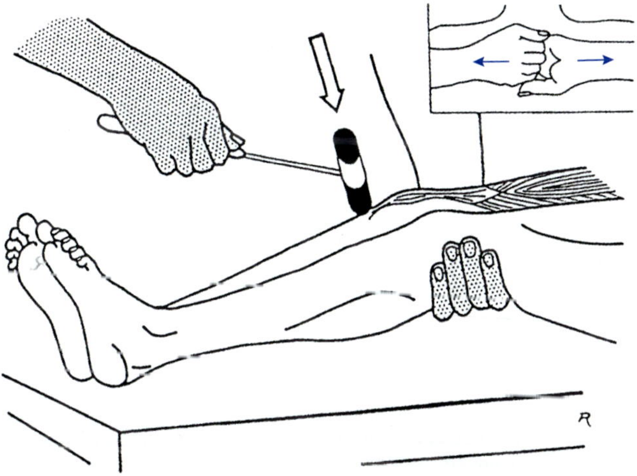

Abb. 1.25 Prüfen des Quadrizepsreflexes. Oben rechts: **Jendrassik-Handgriff** zur Bahnung von schwach auslösbaren Reflexen. Der Patient wird aufgefordert, die ineinander verhakten Finger kräftig auseinanderzuziehen. [O203]

Interpretation

- Abschwächung: L4- oder Femoralisschädigung.
- DD: Bei L4-Schädigung meist auch Parese des M. tibialis anterior (N. peronaeus).
- Unterschiedliches sensibles Ausfallsmuster.

1

> Die Quadrizepssehne verläuft gelegentlich (z. B. bei Gonarthrose) extrem lateral. Seitliche Patellaränder umgreifen und nach distal tasten!

Tibialis-posterior-Reflex, TPR
N. tibialis, N. ischiadicus, L5; Erfolgsorgan M. tibialis posterior.

Prüfung
Oberhalb des Malleolus medialis auf die Sehne des M. tibialis posterior schlagen (▶ Abb. 1.26).

> Verwertbar nur bei Seitendifferenzen! Bei vielen gesunden Menschen ist der Reflex nicht auszulösen.

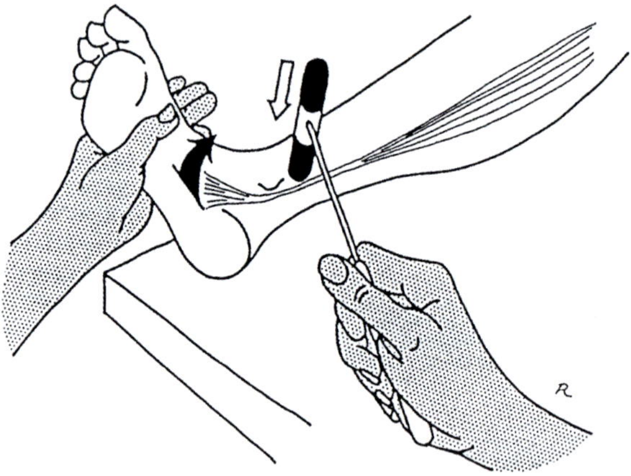

Abb. 1.26 Prüfen des Tibialis-posterior-Reflexes [O203]

Interpretation
- Abschwächung: L5-, Tibialis- oder Ischiadikusschädigung.
- DD: Bei L5-Schädigung meist auch Paresen des M. glutaeus medius (Nn. glutaei sup.) und des M. extensor hallucis longus (N. peronaeus). Bei Tibialisschädigung Abschwächung des TSR. Bei Ischiadikusläsion außer TSR-Abschwächung auch Paresen der Fußheber und -senker.
- Unterschiedliches sensibles Ausfallsmuster.

Triceps-surae-Reflex, TSR (schlechter: „Achillessehnenreflex", ASR)
N. tibialis, N. ischiadicus, S1; Erfolgsorgan M. triceps surae.

Prüfung
Bei gebeugtem Knie auf die Achillessehne schlagen (▶ Abb. 1.27). Die Untersuchung ist evtl. einfacher, wenn der Patient kniet.

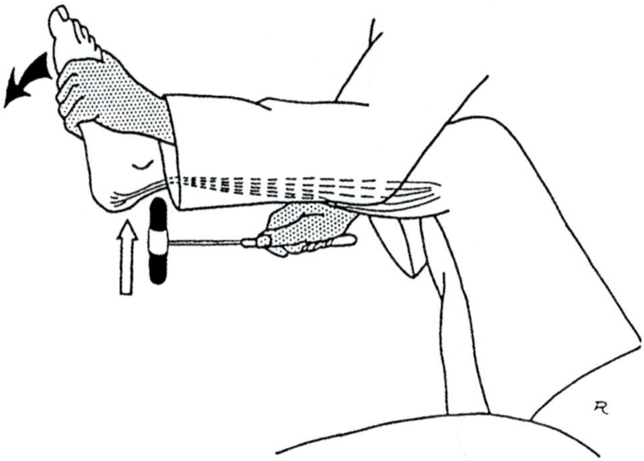

Abb. 1.27 Prüfen des Triceps-surae-Reflexes [O203]

Interpretation

- Abschwächung: S1-, Tibialis- oder Ischiadikusschädigung.
- DD: Bei S1-Schädigung evtl. auch Parese des M. glutaeus maximus (N. glutaeus inferior). Bei Ischiadikusschädigung zusätzliche Parese der Fußheber.
- Unterschiedliches sensibles Ausfallsmuster.

TR und TSR lassen sich bei vielen Menschen auch unter physiologischen Bedingungen schwächer auslösen als die übrigen Muskeleigenreflexe.

1.4.2 Fremdreflexe

Fremdreflexe sind polysynaptisch und daher leichter erschöpflich als Eigenreflexe. Reizort und Erfolgsorgan sind nicht identisch (▶ Abb. 1.28).

Bauchhautreflexe (BHR)

Afferenzen über die Bauchhaut der Segmente Th6–12, im Rückenmark Kreuzung der aufsteigenden sensiblen Bahnen, die dann bis zur sensiblen Rinde ziehen. Umschaltung auf die Efferenz; von der motorischen Rinde Reflexweg über die Pyramidenbahn, nach Kreuzung der Medulla oblongata zur motorischen Vorderhornzelle, dann über die Interkostalnerven (bzw. N. iliohypogastricus) zu den Segmentalnerven Th6–12. Erfolgsorgan Bauchmuskeln.

Prüfung

Die Bauchhaut mit einem spitzen Gegenstand bestreichen: von lateral nach medial in den verschiedenen Segmenten. Reflexantwort ist die Verschiebung der Bauchhaut und des Nabels zur gereizten Seite hin (▶ Abb. 1.29).

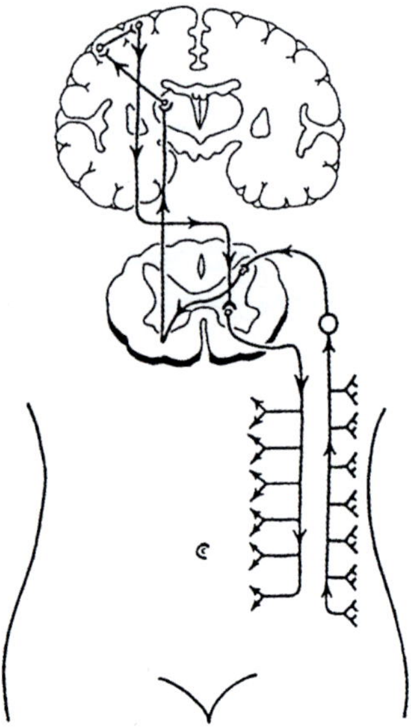

Abb. 1.28 Schema eines Fremdreflexes [O203]

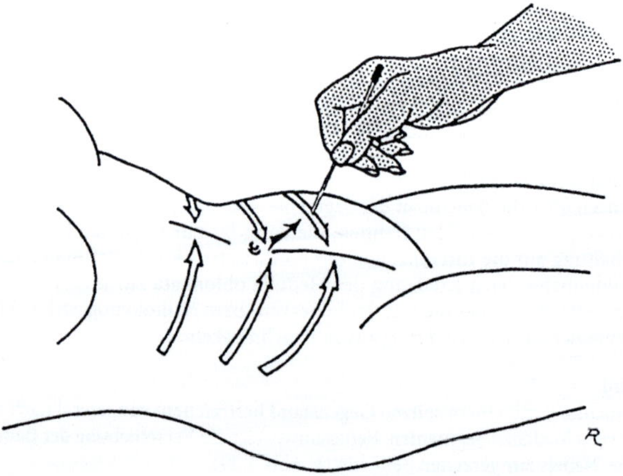

Abb. 1.29 Prüfen der Bauchhautreflexe [O203]

Interpretation
Abschwächung: Pyramidenbahnläsion kontralateral oberhalb oder ipsilateral unterhalb der Medulla oblongata. Selten Läsion des Tr. spinothalamicus kontralateral.

Babinski-Phänomen

Prüfung
Den lateralen Fußrand mit einem scharfen Gegenstand bestreichen. Reizantwort ist die Dorsalextension der Großzehe bei Plantarflexion und Spreizung der restlichen Zehen (▶ Abb. 1.30).

Interpretation
Hinweis auf Pyramidenbahnläsion.

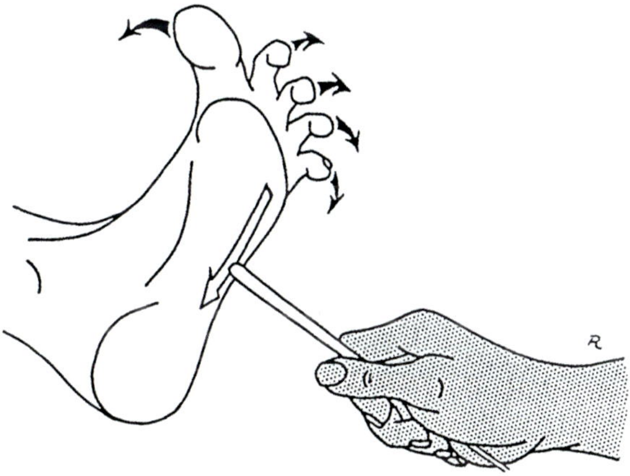

Abb. 1.30 Prüfen des Babinski-Phänomens [O203]

Troemner-Reflex

Prüfung
Mit den eigenen Fingerkuppen gegen die gebeugten Fingerendglieder des Patienten schlagen. Reizantwort ist die Beugung der Finger (▶ Abb. 1.31).

Interpretation
Auch bei Normalpersonen häufig positiv. Pathologisch verwertbar sind nur Seitendifferenzen oder positive Reflexantworten bei zusätzlichen Zeichen einer zentralen Schädigung (Abschwächung der BHR, spastische Tonuserhöhung, Babinski-Phänomen).

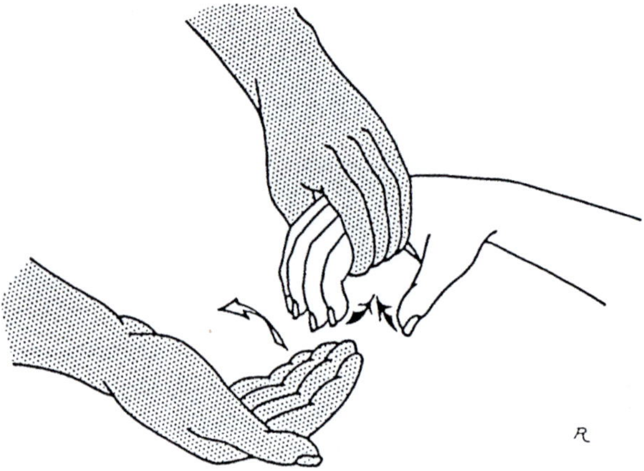

Abb. 1.31 Prüfen des Troemner-Reflexes [O203]

Rossolimo-Reflex

Prüfung

Mit den eigenen Fingerkuppen gegen die Zehenendglieder des Patienten schlagen. Reizantwort ist die Beugung der Zehen (▶ Abb. 1.32).

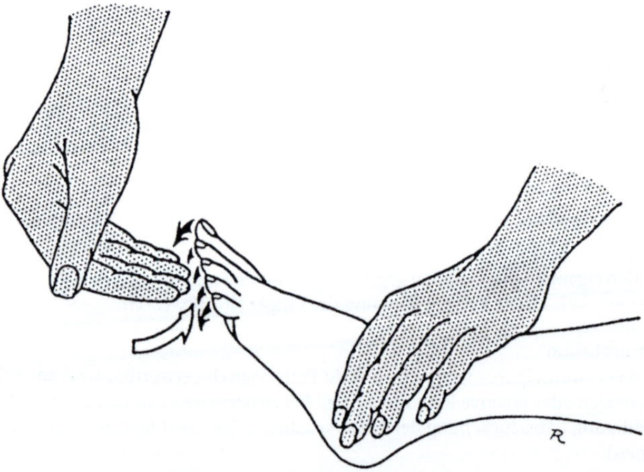

Abb. 1.32 Prüfen des Rossolimo-Reflexes [O203]

Interpretation
Auch bei Normalpersonen häufig positiv. Pathologisch verwertbar sind nur Seitendifferenzen oder positive Reflexantworten bei zusätzlichen Zeichen einer zentralen Schädigung (Abschwächung der BHR, spastische Tonuserhöhung, Babinski-Phänomen).

1.4.3 Interpretation des Reflexbefundes

Zunächst muss entschieden werden, ob einzelne oder alle Reflexe gesteigert oder abgeschwächt sind. Man richtet sich dabei nach zusätzlichen pathologischen Zeichen wie Paresen, Sensibilitätsstörungen und Pyramidenbahnzeichen: Der Reflex, in dessen Bereich Paresen, Sensibilitätsstörungen oder Tonusanomalien nachweisbar sind, ist pathologisch; am Reflexniveau der übrigen Reflexe kann festgestellt werden, ob er abgeschwächt oder gesteigert ist. Alle Reflexe sind gesteigert, wenn sie ungewöhnlich lebhaft auslösbar sind und zusätzlich Pyramidenbahnzeichen bestehen (▶ Tab. 1.12).

Halbseitige Reflexabschwächungen kommen selten vor!

Tab. 1.12 Reflexbefund nach Verteilungsmuster

Verteilung	Interpretation
Durchgehende Seitendifferenz	Die Seite mit zusätzlichen Störungen (pathologische Fremdreflexe, Babinski, Hemiparese, Hemihypästhesie) ist pathologisch und weist auf eine kontralaterale Hemisphärenstörung hin.
Abschwächung bzw. Ausfall eines Reflexes	Umschriebene Störung des 2. Neurons oder des zugehörigen Muskels
Symmetrische Abschwächung bzw. Ausfall mehrerer Reflexe	Generalisierte Störung des 2. Neurons oder der zugehörigen Muskeln (z. B. Polyneuropathie, Myopathie)
Steigerung aller Reflexe	Tetraspastik (z. B. Halsmarkprozess, entzündlicher Prozess, Systemerkrankung)
Steigerung der Beinreflexe	Zentraler Prozess oberhalb des 11. Thorakalwirbels (z. B. Rückenmarkstumor, Entzündung, aber auch parasagittales Meningeom)

1.5 Sensibilität

Eine ausgedehnte Untersuchung aller sensiblen Modalitäten überfordert meist Geduld und Aufmerksamkeit des Patienten (evtl. auch des Untersuchers?!!). Deshalb bereits in der Anamnese geklagte Sensibilitätsstörungen genau erfassen!
Stärkere Wahrnehmungen werden mit „Hyper-", schwächere mit „Hyp-", unangenehme mit „Dys-", reizinadäquate mit „All-"ästhesie beschrieben. Bei allen Möglichkeiten handelt es sich um Wahrnehmungen äußerer Reize.
Sensible Wahrnehmungen können durch äußere Reize (exterozeptiv), innere Reize (enterozeptiv) oder Informationen vom muskuloskelettalen System (propriozeptiv) entstehen. Enterozeptive Reize sind in der Regel nur unscharf lokalisierbar. Propriozeptive Reize entstehen bei jeder Bewegung, werden meist aber nur bei Funktionsstörungen wahrgenommen. Exterozeptive Reize sind in der Regel genau lokalisierbar.
Sensibilitätsstörungen sind **subjektive** Störungen, setzen also immer die Mitarbeit des Patienten voraus. Bei bewusstseinsgetrübten, erheblich intelligenzgeminderten oder psychotischen Patienten lassen sich höchstens grobe Anhaltspunkte gewinnen. Unter günstigen Umständen kommt aber dem sensiblen Befund ein besonders hoher lokalisatorischer Wert zu!

Prüfung

Zunächst immer Berührungs- (Ästhesie) und Schmerzempfindung (Algesie) prüfen (▶ Tab. 1.13).

Tab. 1.13 Vorgehen bei der Sensibilitätsprüfung

Reihenfolge bei der Sensibilitätsprüfung		
1	Berührungsempfindung	Prüfung mit Wattebausch, Holzspatel oder Fingerkuppen
2	Schmerzempfindung	• Prüfung durch Kneifen oder Druck mit abgebrochenem Holzspatel (Sicherheitsnadel oder Nadelrad sind aus hygienischer Sicht problematisch). • Bei bekannter Sensibilitätsstörung (Anamnese!) zuerst im gestörten Gebiet prüfen. Die Grenzen mit einem Fettstift markieren. Bei Störungen der Algesie unbedingt auch die Temperaturempfindung (Thermästhesie) zur Frage der dissoziierten Sensibilitätsstörung prüfen.
3	Temperaturempfindung	Mit Gummi- und Metallteilen des Reflexhammers den Patienten berühren, bei auffälligem Befund mit Reagenzgläsern (heißes und kaltes Wasser) wiederholen.
4	Lageempfindung	Arm oder Bein des Patienten in eine ungewöhnliche Stellung bringen. Der Patient soll bei geschlossenen Augen mit der kontralateralen Extremität die analoge Stellung einnehmen. Dabei auf eine Absinktendenz achten.
5	Bewegungsempfindung	Den Patienten die Augen schließen lassen, dann eine seitlich (!) gefasste Zehe (bzw. einen Finger) des Patienten nach oben oder unten bewegen. Der Patient soll die Bewegungsrichtung beschreiben.
6	Vibrationsempfindung	Eine angeschlagene Stimmgabel auf die distalen symmetrischen Knochenvorsprünge des Patienten aufsetzen. Dieser soll angeben, ob, wie und wie lange er die Schwingungen wahrnimmt (Seitendifferenzen?). Bei distalen Störungen werden proximale Knochenvorsprünge untersucht. Zwischendurch wird die Stimmgabel nicht angeschlagen aufgesetzt; bei positiver Angabe ist die Untersuchung nicht verwertbar. Distale Störungen des Vibrationsempfindens haben bei älteren Patienten keine sicher pathologische Bedeutung!
7	Dermolexie	Mit einem spitzen Gegenstand Zahlen auf die Haut der Extremitäten schreiben.
8	Stereognosie	Bei geschlossenen Augen Gegenstände durch Betasten erkennen lassen.

Interpretation

▶ Tab. 1.14 und ▶ Tab. 1.15 fassen die Interpretation der Befunde nach Kombination der Störung bzw. nach Verteilungsmuster zusammen.

▶ Abb. 1.34, ▶ Abb. 1.35, ▶ Abb. 1.36 und ▶ Abb. 1.37 zeigen die sensiblen Areale an Kopf, Armen und Beinen sowie die segmentale Innervation des Körpers.

Tab. 1.14 Interpretation der Befunde nach Kombination der Störungen	
Störung	**Betroffene Struktur**
• Schmerzempfindung • Temperaturempfindung • Einfache Berührungsempfindung (Ja? Nein?)	Tr. spinothalamicus (bei intakten peripheren Nerven, ▶ Abb. 1.33)
• Differenzierte Berührungsempfindung (Wie?) • Lageempfindung • Bewegungsempfindung • Vibrationsempfindung	Hinterstrang (bei intakten peripheren Nerven, ▶ Abb. 1.33)
• Dermolexie • Stereognosie	Parietallappen (bei intakten peripheren Nerven und Rückenmarksbahnen)

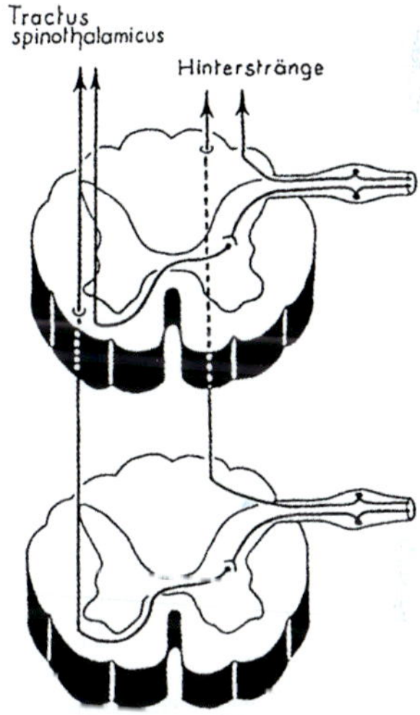

Abb. 1.33 Verlauf des Tr. spinothalamicus und der Hinterstränge [O203]

Tab. 1.15 Interpretation der Befunde nach Verteilungsmuster	
Störung	**Interpretation**
Störung peripher (umschrieben)	Periphere Neuropathie
Störung symmetrisch, distal betont	Polyneuropathie, selten Halsmarkläsion (Reflexe!)
Störung querschnittsmäßig	Spinale Läsion
Störung halbseitig	Kontralaterale zerebrale Läsion
Störung gekreuzt (Gesichtshälfte, kontralaterale Körperhälfte)	Hirnstammläsion

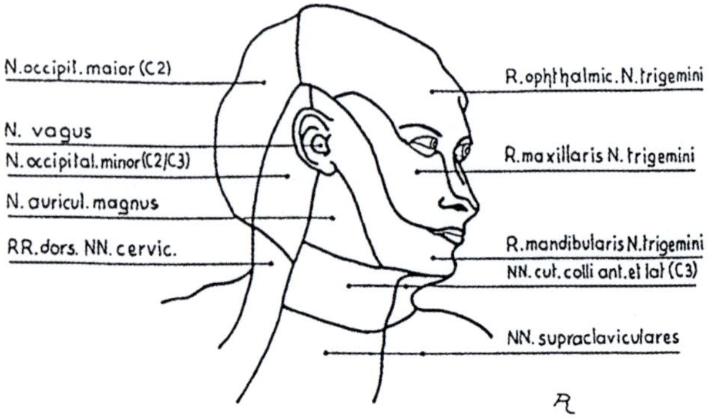

Abb. 1.34 Sensible Areale am Kopf [O203]

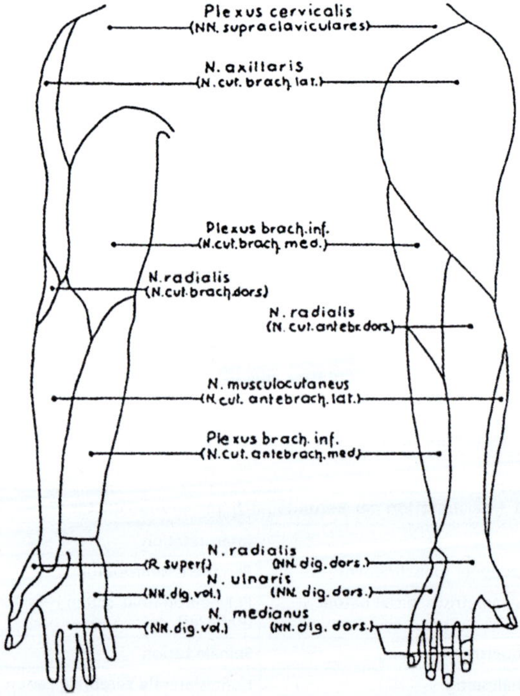

Abb. 1.35 Sensible Areale am Arm [O203]

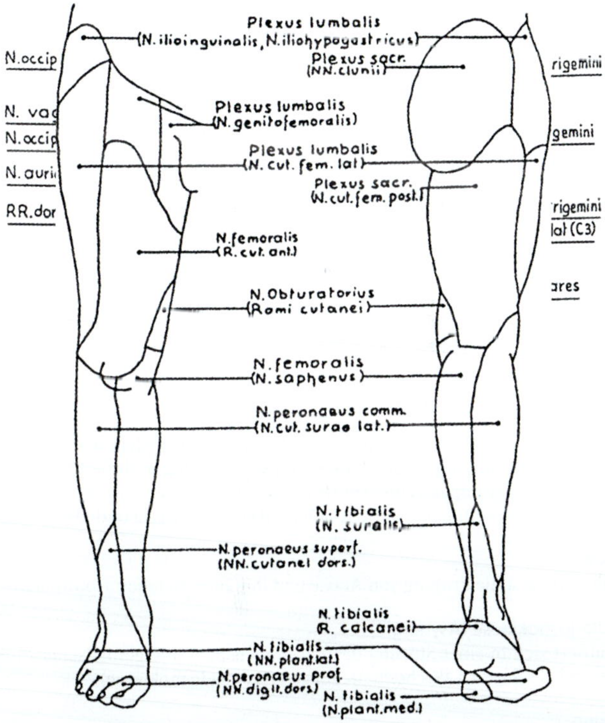

Abb. 1.36 Sensible Areale am Bein [O203]

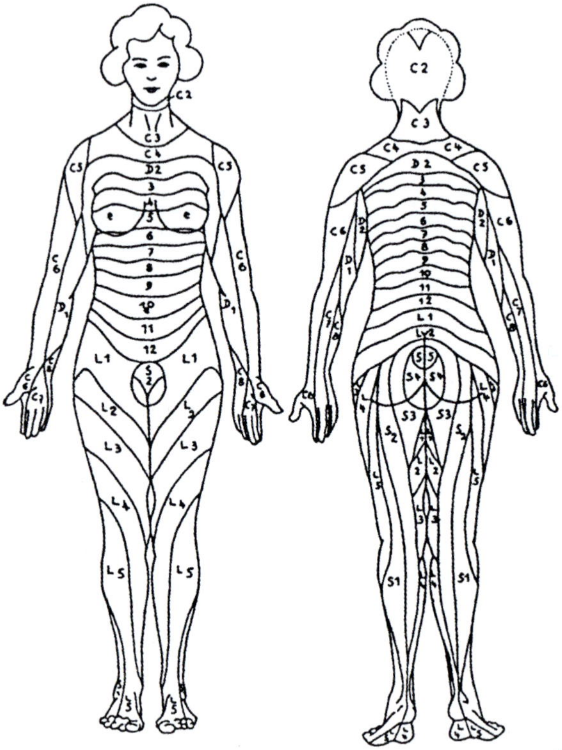

Abb. 1.37 Segmentale Innervation [O203]

1.6 Koordination

Das koordinative System besteht aus Kleinhirn und Basalganglien sowie dem Großhirn, dem Vestibularorgan, den Hintersträngen und den peripheren Nerven. Es stimmt Bewegungsimpulse aufeinander und auf die jeweilige Ausgangssituation ab. Störungen der Koordination äußern sich in Ataxie, Asynergie und Dysmetrie.

Ataxie

▶ Tab. 1.16 fasst die Prüfung von Ataxie und ihre Interpretation zusammen.

Dysdiadochokinese (Asynergie)

Sie äußert sich in einer Störung des Zusammenspiels antagonistischer Muskelgruppen bei schnellen Wechselbewegungen (Dysdiadochokinese).

Prüfung

Der Patient setzt nacheinander die einzelnen Finger auf den Daumen der jeweiligen Hand. Im Sitzen klopft er mit den Fußspitzen abwechselnd in schneller Folge auf den Boden.

Tab. 1.16 Prüfung und Interpretation der Ataxie

Prüfung	Interpretation
• **Finger-Nase-Versuch:** Der Patient soll die Augen schließen und die Zeigefinger beider Hände nacheinander in weitem Bogen langsam zur Nasenspitze führen. Diese Zielbewegungen bei offenen Augen wiederholen lassen. • **Ferse-Knie-Versuch** (schlechter „Knie-Hacke-Versuch"): Der Patient soll die Augen schließen und die Fersen beider Füße nacheinander im weiten Bogen langsam auf das kontralaterale Knie führen. Die Bewegungen bei offenen Augen wiederholen lassen.	• Bei unsicheren, ausfahrenden Bewegungen, die das Ziel nicht auf dem kürzesten geforderten Weg erreichen, besteht eine Ataxie. • Kann sie durch optische Kontrolle ausgeglichen werden, ist eine Störung der peripheren Nerven oder spinalen Afferenzen zum Kleinhirn anzunehmen („sensible Ataxie"). • Reicht die optische Kontrolle als zusätzliche Afferenz nicht aus, um die Ataxie zu kompensieren, handelt es sich um eine zerebelläre Ataxie: Die Störung liegt im Koordinationsorgan selbst.
Bárány-Zeigeversuch: Der Patient soll mit seinem Zeigefinger (zunächst bei offenen, danach bei geschlossenen Augen) den vorgehaltenen Zeigefinger des Untersuchers berühren.	Pathologisch ist eine reproduzierbare Abweichung zu einer Seite, die für eine ipsilaterale vestibuläre oder zerebelläre Störung spricht.
Romberg-Versuch: Der Patient steht mit geschlossenen Augen und parallel dicht aneinander gestellten Füßen frei im Zimmer. Er soll seine Arme parallel in horizontaler Richtung vor sich ausstrecken und die Hände dabei in Supinationsstellung halten.	• Pathologisch ist eine Fallneigung. Neben Störungen der Hinterstränge, des Kleinhirns und des Vestibularapparates können auch Paresen zu einer Fallneigung führen. Die Zuordnung erfolgt aus den übrigen Befunden. • Bei psychogenen Störungen kommt es zwar häufig zu auffälligen Kompensationsbewegungen der Standunsicherheit, aber kaum je zu einem echten Sturz.
Unterberger-Tretversuch: Der Patient nimmt eine Ausgangsstellung wie beim Romberg Versuch ein und macht dann fünfzig Schritte auf der Stelle.	• Pathologisch ist eine Drehung um mehr als 45 Grad. • Störungen des ipsilateralen Vestibularorgans oder Kleinhirns können zugrunde liegen. • Cave: Bei Beinlängendifferenzen kommt es zu einer Drehung zur Seite des kürzeren Beins!
Gangprüfung: Der Patient geht barfuß und freihändig eine möglichst lange Strecke (mindestens zehn Schritte), zunächst mit offenen, später mit geschlossenen Augen.	• Liegt eine Ataxie vor, geht der Patient breitbeinig, um die Gangunsicherheit zu kompensieren. Tritt dieses Phänomen nur beim Blindgang auf, muss eine sensible Ataxie angenommen werden. Ist der Gang auch bei offenen Augen breitbeinig, liegt eher eine zerebelläre Störung vor. • Eine Kleinhirnstörung kann sich in einer Extremitätenataxie ausdrücken (pathologische Zeigeversuche); diese Symptomenkonstellation spricht für eine Störung der Kleinhirnhemisphären. Steht eine Rumpfataxie im Vordergrund, die dann auch im Sitzen nachweisbar ist, liegt eine Läsion der Kleinhirnmittelstrukturen vor.

Tab. 1.17 Prüfung und Interpretation der Dysmetrie

Prüfung	Interpretation
Der Patient führt die Zeigeversuche aus.	Ein kurz vor Erreichen des Ziels auftretender Tremor (besser „Terminal-" als „Intentionstremor" genannt) spricht für eine zerebelläre Störung.
Der Patient spricht Testphrasen nach (liebe Lilli Lehmann, lila Flanellläppchen, dritte berittene Artilleriebrigade)	Die skandierende Sprache äußert sich im wechselnden Sprachrhythmus, explosiven Labiallauten, ungewöhnlicher Akzentuierung („Sprache des Betrunkenen"). Diese Sprachstörung ist pathognomonisch für eine Kleinhirnläsion.

Bei vorgehaltenen Unterarmen wechselt der Patient die Handpositionen schnell zwischen Pronation und Supination. Auf Seitendifferenzen achten!

Interpretation
Eine Dysdiadochokinese kann durch zerebelläre Störungen, Paresen oder eine sensible Ataxie bedingt sein. Eine Bradydiadochokinese findet sich meist beim Parkinson-Syndrom.

Dysmetrie
Sie äußert sich in „Intentionstremor", skandierender Sprache und unsicheren Zielbewegungen (▶ Tab. 1.17).

Gangstörungen

Hemiparetischer Gang
Das paretische Bein steht in Spitzfußstellung (ist somit „zu lang") und wird um das gesunde Bein zirkumduziert. Der paretische Arm wird weniger mitbewegt, die Schuhsohlenspitze des paretischen Beines ist oft abgenutzter. Ein hemiparetischer Gang ist meist durch eine Hemisphärenläsion bedingt.

Paraspastischer Gang
Die gestreckten Beine werden in Adduktionsstellung nach vorne geschoben. Die Knie reiben dabei meist aneinander. Da der Gang durch Schlurfen gebremst ist, werden meist lebhafte Kompensationsbewegungen der Arme ausgeführt.
Ein paraspastischer Gang kann durch eine spinale Läsion im Brust- oder Halsmarkbereich, eine Hirnstammläsion oder eine Schädigung beider Hirnhälften bedingt sein.

Steppergang
Das Knie wird ungewöhnlich hoch gehoben. Die Fußspitze „klatscht" auf den Boden. Ein Steppergang kommt bei Peronaeusparesen oder Polyneuropathien vor.

Watschelgang
Das Becken sinkt beim Laufen zur Seite des Spielbeins ab (Trendelenburg-Phänomen). Meist werden kompensatorische Bewegungen des Rumpfes zur Gegenseite ausgeführt. Diese Gangstörung kommt bei Paresen der Beckengürtelmuskulatur, z. B. bei Myopathien, vor.

Ataktischer Gang
Breitbeiniger Gang, bei Auftreten mit geschlossenen Augen periphere oder spinale Störung anzunehmen. Bei Symptomen unabhängig vom Augenschluss zerebelläre Störung wahrscheinlich.

Hypokinetischer Gang

Der Patient geht gebeugt und kleinschrittig. Die Arme werden kaum mitbewegt. Der kleinschrittige Gang ist typisch für das Parkinson-Syndrom.

Hinkender Gang

Das betroffene Bein wird durch kurze, vorsichtige Schritte möglichst wenig belastet. Mit dem gesunden Bein werden schnelle, kräftige Schritte durchgeführt. Diese Gangstörung kommt nicht nur bei Schmerzschonung, sondern auch bei einseitigen Fußdeformitäten oder Beinverkürzungen vor.

Gang-Apraxie

Der Betroffene kann die Beine nicht voreinander bewegen („Magnetgang"), meist auch nicht allein stehen. Im Liegen kann er alle Gehbewegungen mit den Beinen durchführen. Diese Gangstörung kommt bei Frontalhirnläsionen vor. Zusätzlich findet sich meist ein organisches Psychosyndrom, wodurch die Gang-Apraxie von einer psychogenen Gangstörung unterschieden werden kann.

1.7 Vegetatives System

Blasen- und Mastdarmstörungen

Eine genaue Analyse der Symptomatik durch die Anamnese ist hier erforderlich.

- **Harninkontinenz:** kann bei Ausschluss lokaler Erkrankungen **peripher-neurogen** (Analreflex), **spinal** (Querschnittssyndrom?) oder **zerebral** (Abbauprozess? Hydrocephalus malresorptivus?) bedingt sein. Die Zuordnung muss durch Begleitsymptome erfolgen.
- **Harnretention:** kommt bei peripherer Neuropathie oder bei akuten spinalen Läsionen vor, die „Überlaufblase" (Spontanentleerung kleinerer Harnmengen bei prall gefüllter Blase) durch Ausfall des Entleerungsreflexes. Restharnmengen sind zur Dokumentation und Verlaufsbeurteilung notwendig.
- **Imperativer Harndrang:** ist Ausdruck einer chronisch spastischen Läsion. Isolierte Stuhlinkontinenz kommt neurogen praktisch nie vor.

Analreflex

Prüfung

Die Analschleimhaut mit einem spitzen Gegenstand (z. B. Spitze einer Büroklammer) reizen. Reizantwort ist die Kontraktion des Sphincter ani externus.

Interpretation

Eine einseitige Abschwächung spricht für eine Läsion des Conus, der Cauda equina oder des N. pudendus.

Cremasterreflex

Prüfung

Die Oberschenkelinnenseite mit einem spitzen Gegenstand reizen. Reizantwort ist die ipsilaterale Kontraktion der Hodenmuskulatur.

Interpretation

Bei normalem Reflex sind die Wurzel L1 und der N. genitofemoralis intakt. Über die Sakralzentren sagt der Cremasterreflex nichts aus.

Schweißsekretion

Prüfung

Betrachten und Betasten der Fußsohlen und Handinnenflächen. Bei Unklarheiten Ninhydrin-Test durchführen.

Interpretation

Einseitige Trockenheit oder vermehrte Verhornung der Haut sprechen für eine peripher neurogene Läsion. Radikuläre oder spinale Läsionen führen nicht zu ausgeprägten Schweißsekretionsstörungen, da die meist prävertebral verlaufenden sympathischen Fasern sich den peripheren Nerven erst distal der Wurzeln anlagern.

Ninhydrin-Test

Prüfung

Hände oder Füße des Patienten je auf ein Blatt Papier drücken (Das Papier dabei nur mit Handschuhen oder einer Klammer berühren!). Anschließend mit Ninhydrinspray besprühen, dann an der Luft trocknen.

Interpretation

Bei normaler Schweißsekretion färben sich die Abdrücke violett. Verminderte Schweißsekretion spricht für eine periphere Läsion distal der Nervenwurzeln.

1.8 Sprache und neuropsychologische Funktionen

Störungen der Sprache können durch Läsionen der Hemisphären, des Hirnstamms oder des Kleinhirns bedingt sein. Hemisphärenläsionen verursachen Aphasien; bulbäre oder zerebelläre Läsionen führen zu Artikulationsstörungen (Dysarthrie).

Artikulationsstörungen

Prüfung

Störungen zeigen sich bei der Anamneseerhebung. Testphrasen wie „liebe Lilli Lehmann“ oder „dritte berittene Artilleriebrigade“ können Symptome verdeutlichen.

Interpretation

Eine kloßige, verwaschene Sprache findet sich bei bulbären Läsionen. Unregelmäßiger Wechsel in Rhythmus und Lautstärke ist Kennzeichen für eine zerebelläre Sprache („Sprache eines Betrunkenen“).

Aphasien

Prüfung

Die Spontansprache prüfen. Dabei auf Inhalt, Anstrengung, Flüssigkeit, Entstellung von Wörtern, falsche Wortwahl, Wortneubildungen, Umschreibungen, Grammatik und Verständnis achten.
Ergeben sich Hinweise für Verständnisstörungen, wird der Patient zu Handlungen aufgefordert (Schließen Sie die Augen! Berühren Sie mit dem Zeigefinger Ihre Nase! Berühren Sie mit dem Zeigefinger der rechten Hand Ihr linkes Ohrläppchen! Nehmen Sie drei [angebotene] Münzen, legen Sie eine auf den Tisch, die zweite geben Sie mir, die dritte behalten Sie in der linken Hand!).
Der Patient soll dargebotene Gegenstände benennen.
Der Patient soll einen einfachen Satz aufschreiben.

Interpretation

- Verminderte Sprachproduktion und phonematische (einzelne Buchstaben in Wörtern werden vertauscht) Paraphasien sprechen für eine vorwiegende **Broca-Aphasie.**
- Verständnis- und Benennungsstörungen sowie semantische (ganze Wörter werden verwechselt) und phonematische Paraphasien bei flüssiger Sprache finden sich bei der **Wernicke-Aphasie.**
- Die **amnestische Aphasie** ist durch eine Störung beim Benennen von Gegenständen gekennzeichnet, häufig werden diese umschrieben.
- Bei einer **globalen Aphasie** bestehen schwerste Störungen sowohl des Sprachverständnisses wie der Sprachproduktion.
- Da die Sprache bei Rechtshändern und bei einem großen Teil der Linkshänder in der linken Hemisphäre lokalisiert ist, spricht eine Aphasie meist für eine linkshirnige Störung.
- Bei einer Aphasie finden sich in der Regel Auffälligkeiten (verdrehte Buchstaben, orthographische Fehler) in geschriebenen Sätzen.
- Broca-Aphasien finden sich vorwiegend bei Läsionen des motorischen Sprachzentrums im Frontallappen. Wernicke-Aphasien treten bei Schädigungen des mittleren Temporallappens (Wernicke-Zentrum) oder der zugehörigen Assoziationsfasern auf. Amnestische Aphasien sind häufig im Besserungsstadium von Broca- oder Wernicke-Aphasien nachweisbar.

> Differenzialdiagnostisch müssen verminderte Sprachproduktion bei organischem Psychosyndrom (Antriebsstörung!) und Wortneubildungen bei Schizophrenien erwogen werden. Häufig wird eine Wernicke-Aphasie mit einer Verwirrtheit verwechselt; bei einer Aphasie weist der übrige neurologische Befund meist auf eine linkshirnige Störung hin.

Apraxien

Prüfung

Den Patienten auffordern, einfache Handlungen (Hand heben, Finger spreizen, einen Kreis oder ein Kreuz mit der Hand beschreiben) vorzunehmen. Danach soll er komplexe Handlungen (mit Messer und Gabel essen, telefonieren, einen Kamm zum Kämmen benutzen, ein Kleidungsstück aus- und wieder anziehen) durchführen. Um eine Sprachverständnisstörung auszuschließen, soll der Patient ihm vorgeführte Handlungsabläufe imitieren. Schließlich wird er aufgefordert, aus dem Gedächtnis einfache Gegenstände (Haus, Baum, Auto) zu zeichnen.

Interpretation

- Bei Störungen einfacher Handlungen liegt eine ideomotorische Apraxie vor. Die Störung kann Ausdruck einer Läsion unterschiedlicher Strukturen in der dominanten Hemisphäre sein. Ideomotorische Apraxien fallen in der Testsituation, aber kaum im spontanen Verhalten auf. Der Nachweis ist jedoch für die Planung eines therapeutischen „Neuaufbaus“ einer komplexen Handlung von entscheidender Bedeutung.
- Störungen des Ablaufs komplexer Handlungen (Wasser in ein Glas einschenken, mit einem Schlüssel eine Tür öffnen) zeigen sich meist in Parapraxien (z. B. Handlungen in falscher Reihenfolge). Sie werden als ideatorische Apraxie bezeichnet. Meist liegen beidseitige Parietallappenläsionen vor.
- Störungen der räumlichen Zuordnung (Tür wird z. B. neben das Haus gezeichnet) nennt man visuokonstruktive Apraxie. Die Läsion liegt in der

Regel im nichtdominanten Parietallappen. Die Patienten haben meist auch Schwierigkeiten beim selbstständigen Anziehen („Ankleideapraxie") oder beim Zurechtfinden in gewohnter Umgebung.
- Bei Apraxien versteht der Patient die Aufforderungen, kann diese wiederholen oder die Handlung auch als richtig und falsch erkennen, wenn ein anderer sie durchführt.

Agnosien

Prüfung

Hinweise ergeben sich aus Klagen der Patienten über Störungen des Erkennens, wenn Läsionen der Sehbahn ausgeschlossen sind.
Störungen des Erkennens bei erhaltener Sinneswahrnehmung kommen als optische Agnosien, sehr selten auch als akustische oder Geschmacksagnosien vor.
Optische Agnosien für Gesichter werden geprüft, indem dem Patienten gleichartige Bilder (Porträts) berühmter Persönlichkeiten vorgelegt werden, die benannt werden sollen.

Interpretation

Schwierigkeiten beim Gesichtererkennen sprechen für eine Läsion des basalen Temporallappens der dominanten Hemisphäre.
Schwierigkeiten bei der Abgrenzung können gleichzeitig bestehende Aphasien oder Apraxien machen.

1.9 Psychischer Befund

Für die Beurteilung von Patienten unter dem Gesichtspunkt einer neurologischen Erkrankung sind bestimmte Aspekte des psychischen Befundes besonders wichtig, die hier aufgeführt werden sollen.

Bewusstsein

Prüfung

Kontaktaufnahme mit dem Patienten. Der Glasgow Coma Score (GCS) unterscheidet nur die Ansprache und den Schmerz als Reize, die den Patienten zu einer Reaktion provozieren sollen.
- Durch Ansprache:
  - Patienten zuerst normal ansprechen, reagiert er sinnvoll und nicht verlangsamt, ist er bewusstseinsklar (GCS, verbale Antwort = 5).
  - Reagiert er nicht, dann laut und ggf. mehrfach ansprechen: Ist er „gerade noch ansprechbar", wird er orientiert (GCS, verbale Antwort = 5), verwirrt (GCS, verbale Antwort = 4), unzusammenhängend (GCS, verbale Antwort = 3) oder unverständlich antworten (GCS, verbale Antwort = 2).
  - Reagiert er auch nach lauter Ansprache nicht (GCS, verbale Antwort = 1), Schmerzreize prüfen.
  - Motorische Aphasie ausschließen: Bei fehlender Antwort den Patienten auffordern, Bewegungen durchzuführen (z. B. Augen schließen, Arm heben); bei falscher Reaktion muss an eine sensorische Aphasie gedacht werden.
- Durch Schmerzreize:
  - Mit dem Griff des Reflexhammers beidseits (!) auf die Finger- bzw. Fußnägel des Patienten drücken und gleichzeitig z. B. nach seinem Namen fragen.
  - Kann er die Frage beantworten (evtl. wiederholen) und wird dann wieder „nicht ansprechbar", ist er somnolent (GCS, verbale Antwort = 1).

- Reagiert er nur mit Stöhnen oder Schimpfen, ist er tief somnolent.
- Parallel zur Beantwortung der Frage(n) ist wichtig, wie der Patient auf den Schmerz reagiert. Die gezielte Abwehr von Schmerzreizen (GCS, motorische Antwort = 5) oder eine Fluchtreaktion (GCS, motorische Antwort = 4) sind am ehesten in einem somnolenten Bewusstseinszustand zu finden.
- Ein Beugesynergismus (GCS, motorische Antwort = 3) oder Strecksynergismus (GCS, motorische Antwort = 2) als Schmerzreaktion bzw. keine Reaktion des Patienten (GCS, motorische Antwort = 1) sind dagegen Zeichen des komatösen Bewusstseinszustands.
- Paresen ausschließen: Werden die Extremitäten seitengleich bewegt?

Es ist besser, die Reaktion des Patienten auf Ansprache oder Schmerzreize zu beschreiben, als Begriffe wie „somnolent", „nicht ansprechbar" zu gebrauchen. So ist eine unmissverständliche Reproduzierbarkeit in Verlaufsuntersuchungen gegeben.

Interpretation

- Bei nicht sinnvoll erscheinenden Antworten an psychogene Störungen oder Psychosen denken. Auch eine sensorische Aphasie muss erwogen werden.
- Antwortet der Patient regelmäßig verzögert auf Fragen, müssen leichte Bewusstseinsstörungen und Antriebsstörungen erwogen werden.
- Bei ausbleibender verbaler Antwort ist, sofern keine psychogene Störung (z. B. Mutismus) vorliegt, von einer Bewusstseinstrübung auszugehen. Fremdanamnese und übriger interner und neurologischer Untersuchungsbefund müssen hier die differenzialdiagnostischen Überlegungen leiten.
- Reagiert der Patient auch nicht auf Schmerzreize, kommt neben einer Bewusstlosigkeit ein katatoner Stupor infrage. Dabei finden sich keine neurologischen oder internen Auffälligkeiten. Die Differenzierung muss immer die Fremdanamnese und Zusatzuntersuchungen in einer Klinik berücksichtigen.
- Patienten, die eine Bewusstlosigkeit vortäuschen, kneifen häufig die Augen zu, wenn man die Pupillen untersuchen will!

Bewusstseinsstörungen sind zerebral, toxisch oder metabolisch bedingt.

Orientierung

Prüfung

Den Patienten fragen, wer er ist, seit wann und weshalb er hier ist. Bei Unklarheiten nach Datum und Ort fragen.

Interpretation

- Am häufigsten ist die zeitliche Orientierungsstörung, die bei leichter Ausprägung (und z. B. langer Krankheit) nicht immer als pathologisch aufgefasst werden kann (Datum).
- Örtliche Orientierungsstörungen sind nur dann als pathologisch zu werten, wenn der Patient auch über entsprechenden Ortswechsel informiert wurde.
- Orientierungsstörungen zur Person kommen kaum vor und sollten zunächst an Simulation denken lassen.
- Orientierungsstörungen können sowohl durch eine allgemeine Hirnerkrankung als auch durch Temporal- oder Parietallappenläsionen bedingt sein.

Gedächtnis

Prüfung

Nach aktuellen Nachrichten oder z. B. dem letzten Mittagessen fragen. Auch nach Daten oder Erlebnissen (soweit bekannt) aus der Kindheit des Patienten fragen.

Interpretation

Störungen des Neugedächtnisses sind häufig und kommen bei Temporallappenläsionen (z. B. im Rahmen eines Morbus Alzheimer oder einer Multiinfarktdemenz) vor. Störungen des Altgedächtnisses sprechen für ausgedehnte Temporallappenläsionen. Im Rahmen der klinischen Untersuchung bewährt hat sich ein **Kurztest,** der Bewusstsein, Orientierung, Konzentration und Gedächtnis prüft:

1. Frage	Welches Jahr haben wir?
2. Frage	Welcher Monat ist jetzt?
3. Frage	Wo sind wir hier?
4. Aufforderung	Merken Sie sich bitte folgende Adresse: Johann Braun, Marktstraße 42, Frankfurt.
5. Frage	Wieviel Uhr ist es?
6. Aufforderung	Zählen Sie rückwärts von 20 bis 1.
7. Aufforderung	Nennen Sie die Monate rückwärts.
8. Frage	Wie war die Adresse?

Interpretation

Die Beantwortung des Tests beweist ein erhaltenes Bewusstsein.
Die Fragen 1, 2, 3 und 5 prüfen die **Orientierung.** Die Zeitangabe (Frage 5, ohne Blick auf die Uhr!) darf nicht mehr als eine Stunde von der tatsächlichen Zeit abweichen.
Nummer 6 und 7 prüfen die **Konzentration.**
Frage 8 prüft das **Gedächtnis.**
Störungen in allen drei Bereichen beweisen ein demenzielles Syndrom.

Antrieb

Prüfung

Anamnese (Fremdanamnese) erheben und Patienten beobachten! Gezielt nach einer Interessensverarmung und nach seinen Tätigkeiten fragen: Ist er in seinen Tätigkeiten langsamer geworden? Tut er weniger? Ist er auffällig aktiv?

Interpretation

Antriebsminderungen wie Antriebssteigerungen können zerebral bedingt sein. Häufig findet sich eine Läsion des Frontallappens.
Antriebsminderung kommt bei Depression, aber z. B. auch bei einem Hirntumor vor. Antriebssteigerung findet sich bei der Manie, aber z. B. auch bei der progressiven Paralyse.

Affekt

Prüfung

Auf die Angaben des Patienten achten und ihn beobachten! Nachfragen, ob er in der letzten Zeit häufiger ohne adäquaten Grund weinen oder lachen musste.

Interpretation
Affektlabilität kann Ausdruck eines Hirnstammprozesses sein. Anfallsartige Affektstörungen oder chronische dysphorische Verstimmungen finden sich bei Temporallappenläsionen.

Stimmung

Prüfung
Die Gesamtheit der Anamnese lässt meist ausreichende Rückschlüsse auf die Grundstimmung zu.

Interpretation
Depressive oder manische Verstimmungen können bei organischen Hirnkrankheiten (z. B. Tumor, Enzephalitis, Parkinson) vorkommen.

> Eine „endogene" Psychose sollte erst nach Ausschluss organischer Erkrankungen diagnostiziert werden.

Intelligenz

Prüfung
Den Patienten nach seiner Schul- und Berufsausbildung fragen. Auf die Darstellungsweise seiner Vorgeschichte und seiner Beschwerden achten! Leichte Rechenaufgaben stellen und kurzen Lebenslauf von Hand schreiben lassen!

Interpretation
Eine grobe Zuordnung wie „durchschnittlich intelligent" oder „deutlich minderbegabt" ist meist aus der Anamnese möglich. Auch die Frage, ob es sich um einen erworbenen oder angeborenen Intelligenzmangel handelt, kann man meist aus der Anamnese beantworten. Zur Objektivierung leichterer hirnorganischer Ausfälle oder zur Dokumentation von Verlaufsbeobachtungen sind psychometrische Tests nützlich.

2 Neurologische Leitsymptome akut einsetzender Krankheitsbilder

2

2.1 Akute Sehstörung

2.1.1 Grundsätzliches

Klagt ein Patient über Sehstörungen, so muss zunächst der Charakter der Sehstörung durch gezielte Exploration und systematische Untersuchung erfasst werden. Explorativ müssen folgende Punkte geklärt werden:

- Handelt es sich um eine flüchtige, intermittierend auftretende oder konstant bestehende Sehstörung?
- Wie rasch ist sie aufgetreten?
  - Rasches Auftreten, flüchtig rezidivierend oder konstant → vaskulär
  - Langsam fortschreitender Beginn über Tage → entzündlich
  - Langsam fortschreitender Beginn über Wochen → neoplastisch
- Betrifft die Sehstörung ein Auge oder beide Augen?

> **!** Hemianopische Sehstörungen werden vom Patienten oft als monokulare Sehstörung beschrieben!

  - Einseitig monokular → prächiasmatische Störung
  - Beidseitig homonym/heteronym → intra-/postchiasmatische Störung
- Besteht eine Einschränkung des Gesichtsfeldes oder ein Skotom?

> **!** Gesichtsfeldstörungen (insbesondere Hemianopsien nach links) werden vom Patienten oft nicht wahrgenommen!

- Liegen Doppelbilder vor? Wenn ja, dann in welche Blickrichtungen verstärkt? (▸ Kap. 2.3)

2.1.2 Akut auftretende monokulare Sehstörung

Untersuchung

Erster Blick

- Jüngerer Patient → Migräne, Neuritis Nn. optici
- Älterer Patient → AION/Morbus Horton (Arteriitis temporalis bzw. Riesenzellarteriitis), Amaurosis fugax, Zentralarterienverschluss, Zentralvenenverschluss

Fragen

- Wie war die zeitliche Entwicklung der Sehstörung?
  - Flüchtig, vollständige Rückbildung → Amaurosis fugax, Migräne
  - Progredient persistierend → Neuritis Nn. optici
  - Plötzlich einsetzend persistierend → AION
- Wie wird die Sehstörung qualitativ geschildert?
  - Flimmern, Zick-Zack-Muster (bzw. Fortifikationen) → Migräne
  - „Sehen wie durch Milchglas" → Neuritis Nn. optici
  - „Schwarzer Fleck" → AION
  - „Herabsinkender Vorhang" → Amaurosis fugax
- Welche begleitenden Symptome sind aufgetreten?
  - Übelkeit, Erbrechen und Kopfschmerzen → Migräne

- Bulbusbewegungsschmerz und Blitze → Neuritis Nn. optici
- Unilateraler Dauerkopfschmerz → Arteriitis temporalis (Morbus Horton)
- Wie sind Alter und Risikoprofil des Patienten?
  - Unter 40, keine Vorerkrankungen → Migräne, Neuritis Nn. optici
  - Über 50, Herzrhythmusstörungen, vaskuläre Risikofaktoren → AION/ Morbus Horton, Amaurosis fugax, Zentralarterienverschluss, Zentralvenenverschluss

Richtungsweisende Untersuchungsbefunde und Interpretation

In der Untersuchung sind neben der Visustestung (z. B. durch Fingerzählen) die fingerperimetrische Gesichtsfeldprüfung, die Testung der Augenmotilität und der Pupillomotorik sowie die Betrachtung des Augenhintergrundes (Papille und Fovea zentralis) durchzuführen (▶ Kap. 1.2.2, ▶ Kap. 1.2.3).

- Unauffälliger Untersuchungsbefund → Migräne, Amaurosis fugax
- Visusminderung ggf. mit afferenter Pupillenstörung und
  - unauffälligem Augenhintergrund → Retrobulbärneuritis
  - Papillenschwellung → Neuritis Nn. optici, AION
  - sektoraler Abblassung der Retina → Zentralarterienverschluss
  - dunkelroten Stauungsblutungen → Zentralvenenverschluss
- Konfiguration der Gesichtsfeldausfälle:
  - Total → Amaurosis fugax
  - Zentral → Neuritis Nn. optici
  - Sektoral → AION, Zentralarterienverschluss, Zentralvenenverschluss

Eine akute einseitige monokulare Sehstörung spricht für eine Erkrankung im Bereich der vorderen Augenabschnitte (brechende Medien), der Retina oder des N. opticus (bis zum Chiasma).

Krankheitsbilder

- Zentralarterienverschluss
- Zentralvenenverschluss
- (Migräne mit visueller Aura)
- Amaurosis fugax
- Anteriore ischämische Optikusneuropathie (AION)
- Neuritis Nn. optici

Zentralarterienverschluss (= ischämischer Infarkt der Retina)
Zentralvenenverschluss (= hämorrhagischer Infarkt der Retina)
Beide Krankheitsbilder werden durch die **Untersuchung des Augenhintergrundes** diagnostiziert und stellen einen **akuten ophthalmologischen Notfall** dar, da durch eine adäquate augenärztliche bzw. radiologisch-interventionelle Therapie in vielen Fällen eine bleibende Sehstörung vermieden werden kann!

Migräne mit visueller Aura
- In der Regel handelt es sich bei den Sehstörungen um Gesichtsfelddefekte beider Augen, viele der meist jungen Patienten geben allerdings eine Sehstörung nur eines Auges an!

- Es handelt sich meist um ein „Flimmern“, um „wandernde Flecken“, „Zick-Zack-Muster“ (Fortifikationen) oder „Schlieren“, seltener um halbseitige Sehstörungen, die sich innerhalb von 15 bis 30 Minuten (gelegentlich bis wenige Stunden) zurückbilden.
- In der Regel anschließend pochender, pulsierender und im klassischen Fall einseitiger Kopfschmerz mit Übelkeit, Erbrechen und Lichtscheu.
- Differenzialdiagnostische Probleme ergeben sich, wenn keine Kopfschmerzen auftreten („Migraine sans migraine“).

Amaurosis fugax (= transitorische Ischämie der Retina)

- Meist handelt es sich um ältere Patienten.
- Schlagartig oder in Sekunden verdunkelt sich ein Auge schmerzlos. Oft kommt es auch zur vollständigen Erblindung eines Auges. Die Patienten beschreiben dies als einen „sich herabsenkenden Vorhang“.
- Rasche Rückbildung der Störung innerhalb von Minuten.
- Häufig Rezidive.

Diagnostik: Anamnese. Der Befund ist im Intervall ophthalmologisch und neurologisch unauffällig!
Eine Amaurosis fugax verlangt eine rasche Suche nach einer kardiovaskulären Emboliequelle (Doppler- und Duplexsonografie der hirnversorgenden Arterien, evtl. auch UKG/TEE). Oft liegt ihr eine **hochgradige ipsilaterale Stenose der A. carotis interna** zugrunde. Von hier embolisieren kleine Thrombi in die Retinalarterien und verursachen die beschriebene, flüchtige Symptomatik. Die Gefahr eines nachfolgenden Hirninfarktes ist groß!

Anteriore ischämische Optikusneuropathie AION (= Infarkt der Sehnervenpapille)

- Meist handelt es sich um ältere Patienten.
- Schlagartig oder in Sekunden bis Minuten tritt einseitig ein meist positives Skotom auf, das die Patienten als „dunklen Schatten“ oder „schwarzen Fleck“ beschreiben.

Diagnostik: Spiegelung des Augenhintergrunds, Perimetrie.
Am Augenhintergrund findet sich oft eine leichte Papillenschwellung, eventuell sektoral betont. Perimetrisch ist das in der Regel vertikal begrenzte sektorförmige Skotom nachzuweisen.
Beim Vorliegen einer AION muss eine **vaskulitische Genese** im Rahmen einer **Riesenzellarteriitis (Morbus Horton)** mittels Untersuchung von BSG/CRP und ggf. einer Biopsie der A. temporalis diagnostisch abgegrenzt werden, da sich hieraus wichtige therapeutische Implikationen ergeben (unmittelbare Steroidgabe).
Ergeben sich hierfür keine Hinweise, sind die therapeutischen Möglichkeiten gering, da dem Krankheitsbild in der Regel mikroangiopathische Veränderungen (z. B. durch Hypertonie, Diabetes mellitus, Hypercholesterinämie) zugrunde liegen, die kaum zu beeinflussen sind.

Neuritis Nn. optici (= entzündliche Entmarkung der Sehnervenpapille bzw. des Sehnerven)

- Innerhalb von (Minuten bis) Stunden bis Tagen zunehmende Sehstörung, die von leichter zentraler Farbwahrnehmungsstörung (Skotom für Rot) über typische zentrale Skotome bis hin zur Erblindung reichen kann.
- Patient sieht „wie durch ein Milchglas“.
- Häufig bewegungsabhängiger Schmerz, gelegentlich „Blitze“.
- Meist sehr gute Rückbildung im Verlauf nach Wochen bis Monaten.

Diagnostik: Spiegelung des Augenhintergrunds, Perimetrie, Liquorpunktion, CMRT. Am Augenhintergrund entweder Papillenschwellung (dann spricht man von Papillitis) oder unauffälliger Befund (dann spricht man von Retrobulbärneuritis). Perimetrisch ist ein Skotom nachzuweisen, das im typischen Fall Fovea centralis und blinden Fleck einschließt (Zentrozäkalskotom).
Bei einer Optikusneuritis stellt sich die Frage, ob es sich um die Erstmanifestation einer Multiplen Sklerose handelt. Die Diagnose kann durch den Nachweis entzündlicher Veränderungen in der Kernspintomografie (multiple Läsionen in Gehirn und ggf. Myelon) und im Liquor (Mikropleozytose, OKB etc.) gestellt werden. Mittels der evozierten Potenziale (SEP, MEP etc.) kann ggf. eine Beteiligung weiterer System nachgewiesen werden.
Das CMRT dient auch dem Ausschluss komprimierender Raumforderungen. Im Liquor können zudem infektiöse entzündliche Ursachen (Lues etc.) oder infiltrative Prozesse (Meningeosis carcinomatosa etc.) ausgeschlossen werden.

Weitere, seltenere Differenzialdiagnosen

- Infektiös:
  - Zoster ophthalmicus
  - Tuberkulöse Meningitis
  - Borreliose
  - Virusinfekte
- Vaskulitisch:
  - SLE
  - Arteriitis temporalis
  - Panarteriitis nodosa
- Metabolisch: Vit.-B_{12}-Mangel („Tabak-Alkohol-Amblyopie")
- Genetisch bedingt:
  - Lebersche hereditäre Optikusneuropathie
  - Leukodystrophien
- Infiltrativ: Meningeosis carcinomatosa oder lymphomatosa
- Neoplastisch:
  - Retinoblastom
  - Optikusgliom
  - Meningeome des medialen Keilbeinflügels
- Traumatisch

2.1.3 Akut auftretende vollständige Erblindung

Untersuchung

Fragen

- Anamnestisch Gefäßrisikofaktoren oder Herzrhythmusstörungen? → bilaterale Posteriorinfarkte, Basilaristhrombose
- Ist eine Angiografie vorausgegangen? → toxische Amaurose nach Angiografie
- Auffälliges Verhalten, Konflikte oder Auseinandersetzungen im zeitlichen Zusammenhang mit der Erblindung? → Konversionssyndrom

Richtungsweisende Untersuchungsbefunde

- Ist die Lichtreaktion der Pupillen erhalten, so muss es sich um eine Läsion nach dem Abgang der Fasern des Pupillenreflexbogens (Sehstrahlung/Kortex) handeln. Besteht hingegen eine afferente Pupillenstörung, liegt die Schädigung in der vorderen Sehbahn.
- Anosognosie → bei kortikaler Schädigung.

Lokalisation

Ätiologisch kommen neben einer akuten Schädigung der Retina bds. bzw. beider Nn. optici (Rarität!) ein akuter Prozess im Chiasma oder eine bilaterale Störung im Bereich der Sehrinde (Lobus occipitalis) infrage.

Krankheitsbilder

- Biokzipitale Funktionsstörung nach Angiografie
- Beidseitige Infarkte im Posteriorstromgebiet
- Psychogene Erblindung
- Bilaterale Retina- oder Optikusschädigung

Beidseitige Funktionsstörung der Okzipitallappen bei Angiografien

- Seltene toxische, kortikale Funktionsstörung nach Angiografie
- Rasche Rückbildung nach Stunden bis Tagen

Beidseitige Infarkte im Posteriorstromgebiet („top of the basilar embolus")

- Akut eintretende Erblindung, die der Patient oft selbst gar nicht bemerkt.
- Häufig Anosognosie für die Blindheit (Anton-Syndrom).
- In der Regel erhaltene Lichtreaktion der Pupillen!
- Häufige Assoziation mit anderen Ausfällen im Hirnstammbereich.
- Gelegentlich neuropsychologische Auffälligkeiten.

Psychogene Erblindung (dissoziative Störung)

- Patient gibt Erblindung an, verhält sich aber in Alltagssituationen oft unauffällig.
- Häufig „belle indifference"; d. h., der Patient ist trotz der dramatischen Sehstörung gelassen oder gar heiter gestimmt!
- Im neurologischen Befund und im EEG (erhaltene Blockade bei Augenöffnen!) Normalbefunde.

Bilaterale Optikusschädigung (Neuritis Nn. optici, Intoxikation)

- Sehr selten
- Meist Wahrnehmung des Ausfalls (keine Anosognosie)
- Immer afferente Pupillenstörung bzw. bds. amaurotische Pupillenstarre

In jedem Fall ist unmittelbar eine interdiziplinäre ophthalmologisch-neurologische Notfalldiagnostik einzuleiten!

Diagnostik: CMRT, CTA/MRA, Doppler- und Duplexsonografie, Panangiografie etc. Bei Verdacht auf Basilaristhrombose ist eine rasche Diagnostik (CCT, CTA) erforderlich, um gegebenenfalls zeitnah therapeutische Maßnahmen (Thrombektomie, Lyse etc.) einleiten zu können.

2.1.4 Akute binokulare Sehstörung

Untersuchung

Erster Blick

- Älterer Patient mit Gefäßrisikofaktoren oder Herzrhythmusstörungen → Infarkt (oder Blutung) im Posteriorstromgebiet mit Hemianopsie und/oder Hemineglect

- Junger Patient mit flüchtiger binokularer Sehstörung und nachfolgenden Kopfschmerzen mit vegetativen Beschwerden → Migräne mit visueller Aura
- Internistische und endokrinologische Störungen → Hypophysentumor mit bitemporaler Hemianopsie

Richtungsweisende Untersuchungsbefunde (▶ Kap. 1.2.2) und Lokalisation:
- **Homonyme Hemianopsie:** entsteht bei Läsionen des Tractus opticus, der Sehstrahlung oder des Okzipitallappens
- **Bitemporale Hemianopsie:** entsteht bei Läsionen des Chiasma opticum
- **Visueller Neglect:** tritt meist bei Läsionen im parietookzipitalen Kortex rechts (Neglect der linken Seite) auf

Im Rahmen der Fingerperimetrie lassen sich die genannten Gesichtsfeldstörungen i. d. R. gut erfassen. Die Computerperimetrie hilft bei komplexen oder kleineren Gesichtsfeldstörungen oder Skotomen weiter, ist aber erheblich von der Mitarbeit des Patienten abhängig und störanfällig.

Krankheitsbilder

- Hirninfarkt im Posteriorgebiet (Blutung)
- Migräne mit visueller Aura
- Prozess/Blutung der Hypophyse

Hirninfarkt im Posteriorgebiet (Blutung)
- Älterer Patient mit Risikofaktoren oder Herzrhythmusstörungen.
- Perakut auftretende persistierende Hemianopsie, die nicht selten wie eine monokulare Störung beschrieben wird.
- Oft begleitend und seltener isolierter Neglect.
- (Bei einer Blutung ist der Verlauf eher protrahiert und es kommt häufiger zu Kopfschmerzen.)

Migräne mit visueller Aura
- Junge, ansonsten gesunde Patienten mit oft positiver (Familien-)Anamnese
- Binokulare, wechselnd lokalisierte und oft hemianopische Sehstörung
- Typischerweise Crescendo-Decrescendo-Verlauf über bis zu 30 Minuten
- Anschließend Kopfschmerzen und vegetative Beschwerden

Prozess/Blutung der Hypophyse
- Wechselnd ausgeprägte bitemporale Gesichtsfeldstörung („Scheuklappen")
- Bei langsamer wachsenden Prozessen zusätzliche Zeichen endokrinologischer Störungen wie Akromegalie, Cushing Syndrom oder Addison-Syndrom
- Bei Apoplexie/Blutung der Hypophyse akuter Kopfschmerz

Diagnostik: Zunächst erfolgt eine Bildgebung mit CMRT, das bei dieser Fragestellung am aussagekräftigsten ist (Erfassung und Ausdehnung von Hypophysenprozessen, Nachweis von Infarkten und Blutungen, Ausschluss von Gefäßmalformationen, optimierte Darstellung von Chiasma und Tractus opticus etc.). Je nach Ergebnis erfolgen dann die weiteren erforderlichen diagnostischen Schritte.

2.2 Akute Fazialisparese

Untersuchung

Erster Blick

- Bläschen periaurikulär → Zoster
- Fazialisparese, Erythem, Zeckenbiss → Borreliose

Fragen

- Welche Begleitsymptome sind aufgetreten?
  - Hyperakusis, (meist leichte) retromastoidale Schmerzen, Taubheitsgefühl der Zunge oder Geschmacksstörungen → idiopathische Fazialisparese
  - Starke Schmerzen und Bläschen im Bereich periaurikulär, Schwindel und Hörstörungen (Hypakusis) → Zoster
  - Erythema chronicum migrans → Neuroborreliose
- Ist ein Zeckenbiss oder eine flüchtige Hautrötung vorausgegangen? → Neuroborreliose

Richtungsweisende Untersuchungsbefunde (▶ Kap. 1.2.6)

Die wichtigste Frage bei einer neu aufgetretenen Gesichtslähmung ist zunächst die, ob es sich um eine Lähmung durch eine Läsion des Nerven selbst **(periphere Fazialisparese)** handelt oder ob eine zentrale Lähmung eines Teils der vom N. facialis versorgten Gesichtsmuskeln besteht (sogenannte **zentrale Fazialisparese).** Die Differenzierung gelingt anhand des **typischen Verteilungsmusters** der Lähmung unter Berücksichtigung zusätzlicher **fakultativer Begleitsymptome.** Bei einer peripheren Parese sind alle Anteile der fazialisabhängigen Muskeln betroffen, während die sogenannte zentrale Fazialisparese sich in einer fast isolierten Schwäche im Mundwinkelbereich äußert. Bei einer zentral bedingten Störung ist nach begleitenden Innervationsstörungen der gleichseitigen Hand und ggf. auch nach diskreten Sprachstörungen gezielt zu suchen.

> **!** Auch eine periphere Fazialisparese kann bei einer Schädigung im Hirnstamm – nukleär oder faszikulär – entstehen. Meist finden sich zusätzlich eine nukleäre Abduzensparese und eine kontralaterale Hemiparese.

Ist eine **periphere Fazialisparese** diagnostiziert, so fällt bei ansonsten regelrechtem Befund und fehlenden Begleiterkrankungen die Differenzialdiagnose nicht schwer:

Krankheitsbilder

- Idiopathische periphere Fazialisparese (Bell-Parese)
- Neuroborreliose Stadium II
- Zoster oticus

Idiopathische periphere Fazialisparese (Bell-Parese)

- Innerhalb von Stunden bis wenigen Tagen progrediente Lähmung, die oft von einem retroaurikulären Schmerz begleitet wird.
- Oft geringe sensible Störungen im Gesichtsbereich, die sich nicht sicher zuordnen lassen.
- Günstige Prognose mit Rückbildung in 95 % der Fälle.
- Liquor unauffällig.

Neuroborreliose Stadium II
- Zusätzlich Erythema chronicum migrans in der Vorgeschichte
- Häufig bilateral
- Sonst klinisch keine signifikanten Unterschiede zu Bell-Parese
- Im Liquor mononukleäre Pleozytose

Zoster oticus
- Häufig Beteiligung des N. vestibulocochlearis mit Innenohrschwerhörigkeit und heftigem Drehschwindel mit richtungsbestimmtem Nystagmus
- Oft Schmerz im äußeren Gehörgang mit einzelnen, typischen, herpetiformen Bläschen im Gehörgang oder auf der Ohrmuschel
- Im Liquor mononukleäre Pleozytose

Diagnostik: CCT/CMRT vor Punktion, Liquorpunktion und -untersuchung. Die Ursache kann aufgrund von Anamnese und Befund in der Regel nicht sicher geklärt werden. Zur weiteren Diagnostik vor Therapie ist ein CMRT (Ausschluss Kleinhirnbrückenwinkelprozess, direkte Darstellung der Neuritis etc.) erforderlich und bei höhergradiger oder kompletter Parese auch eine Liquordiagnostik mit Serologie (Borrelien, Zoster etc.).

Weitere seltenere Differenzialdiagnosen
- Idiopathisch: rezidivierende Fazialisparese mit granulomatöser Schwellung von Zunge und Lippen (Melkerson-Rosenthal-Syndrom)
- HNO-Erkrankungen: Felsenbeinfrakturen, Nebenhöhlenprozesse, Parotistumor
- Meningeale Prozesse:
  - Meningitis (viral, bakteriell, auch tuberkulös!)
  - Meningeosis carcinomatosa
  - Sarkoidose
- Polyneuropathien: Fazialisparesen bei idiopathischer Polyneuritis
- Kleinhirnbrückenwinkelprozesse:
  - Neurinome
  - Meningiome
  - Metastasen
- Läsion des Nucleus Nn. facialis im Pons:
  - Hirnstamminfarkte
  - Hirntumoren
  - Demyelinisierende Prozesse, selten (Multiple Sklerose)
- Beidseitige Fazialisparese:
  - Meningeale Prozesse
  - Meningitis (viral, bakteriell, auch tuberkulös!)
  - Meningeosis carcinomatosa
  - Sarkoidose
  - Idiopathische Polyneuritis (GBS)

2.3 Akut auftretende Doppelbilder

Untersuchung

Erster Blick
- Älterer Patient mit Gefäßrisikofaktoren → vaskulär oder diabetisch bedingte Hirnnervenmononeuropathie
- Jüngerer Patient mit akutem Kopfschmerz → Hirnbasisarterienaneurysma

- Verletzungszeichen am Schädel → traumatisch bedingte Trochlearisparese, Orbitabodenfraktur

Fragen
- Ist der Patient schon älter und bestehen anamnestische Hinweise auf vaskuläre Risikofaktoren und insbesondere einen Diabetes mellitus? → vaskulär oder diabetisch bedingte Hirnnervenmononeuropathie
- Eher jüngerer Patient mit u. U. begleitendem heftigem Kopfschmerz? → Hirnbasisarterienaneurysma
- Treten die Doppelbilder fluktuierend oder belastungsabhängig auf? → myasthenes Syndrom
- Vorausgegangenes Schädel-Hirn-Trauma? → traumatisch bedingte Trochlearisparese, Orbitabodenfraktur

Richtungsweisende Untersuchungsbefunde (▸ Kap. 1.2.3)

> ! Da immer auch „gefährliche" Differenzialdiagnosen auszuschließen sind, ist eine ausführliche und vollständige neurologische und ophthalmologische Untersuchung notwendig (▸ Kap. 1.2.3)!

- Ist der Patient nackensteif? → Hirnbasisarterienaneurysma mit SAB, infiltrativer oder entzündlicher meningealer Prozess, Hirndrucksteigerung
- Bestehen zusätzlich ein Horner-Syndrom, eine Sensibilitätsstörung im Trigeminusversorgungsgebiet oder ein evtl. pulsierender Exophthalmus? → Prozess im Sinus cavernosus
- Finden sich Hinweise auf eine zusätzlich bestehende Hemisymptomatik (Reflexsteigerung oder dissoziierte Empfindungsstörung) und u. U. eine Beteiligung weiterer Hirnnerven? → Hirnstammläsion
- Findet sich eine isolierte typische periphere Hirnnervenläsion ohne weitere Symptome? → Meist vaskuläre Genese

Lokalisation
- Beim Auftreten von Doppelbildern liegt die Ursache meist im peripheren Verlauf der okulomotorischen Hirnnerven, wesentlich seltener in ihren Kerngebieten und internukleären Verbindungen im Hirnstamm.
- Bei Belastungsabhängigkeit und fluktuierender Symptomatik ist an eine neuromuskuläre Übertragungsstörung zu denken.

Krankheitsbilder

- Isolierte Paresen der okulomotorischen Hirnnerven:
  - Idiopathische (vaskuläre? diabetische?) N.-oculomotorius-Parese
  - Idiopathische (vaskuläre? diabetische?) N.-abducens-Parese
  - N. abducens-Parese bei Hirndrucksteigerung
  - Traumatische N.-trochlearis-Parese
- Hirnstamminfarkt
- Hirnbasisarterienaneurysma
- Prozess im Sinus cavernosus

N.-oculomotorius-Parese

- Bulbusdeviation nach außen unten
- Mydriasis
- Ptose

Diagnostik: Untersuchung, Laborwerte, CMRT mit MRA, ggf. Liquor, ggf. Panangiografie

Die häufigste Ursache besteht in einer isolierten, am ehesten **vaskulär bedingten Mononeuropathie** des Nerven, die oft im Rahmen eines Diabetes mellitus auftritt („diabetische Okulomotoriusparese"). In diesen Fällen ist eine spezifische Therapie nicht notwendig und die Spontanprognose günstig.

Wichtig ist die Abgrenzung zu den nicht so seltenen **N.-oculomotorius-Paresen bei Aneurysmen der Hirnbasisarterien** bzw. bei **Subarachnoidalblutung** sowie bei **Hirnstamminfarkten.** Im letzteren Fall findet man neben häufig beidseits bestehender Ptose und Bulbusheberschwäche meist eine kontralaterale Hemiparese (Weber-Syndrom).

N.-abducens-Parese

- Bulbusdeviation nach medial
- Horizontal nebeneinanderstehende Doppelbilder, beim Blick zur betroffenen Seite zunehmend

Diagnostik: Untersuchung, Laborwerte, CMRT mit MRA, ggf. Liquor, ggf. Panangiografie

Auch hier liegt am häufigsten eine **vaskulär bedingte Mononeuropathie** des Nerven zugrunde. Aufgrund seines intrakraniellen Verlaufes ist der Nerv allerdings auch bei **intrakranieller Drucksteigerung** (sogenanntes Klivuskantensyndrom) und **Prozessen im Sinus cavernosus** häufig betroffen.

Eine zusätzliche kontralaterale Hemisymptomatik oder eine begleitende ipsilaterale Fazialisparese weisen auf eine Affektion des Hirnstammes hin.

N.-trochlearis-Parese

- Klinisch oft nur geringe Auffälligkeiten!
- Bulbushochstand des betroffenen Auges.
- Doppelbilder beim Blick nach unten und medial (zur nicht betroffenen Seite).
- Hochtreten des Bulbus bei Neigung des Kopfes zur betroffenen Seite (Bielschoffsky-Phänomen).
- Am häufigsten findet sich eine N.-trochlearis-Parese aufgrund des langen intrakraniellen Verlaufes im Rahmen von **Schädel-Hirn-Traumata.**

Weitere seltene Differenzialdiagnosen

- Hirnstammprozesse:
  - Infarkte s. o.
  - Blutungen
  - Wernicke-Enzephalopathie
  - Demyelinisierung (Multiple Sklerose)
  - Tumoren
- Meningeale Prozesse:
  - Meningitis (viral, bakteriell, auch tuberkulös!)
  - Meningeosis carcinomatosa
  - Sarkoidose
  - Aneurysmen der Hirnbasisarterien s. o.

- Prozesse im Sinus cavernosus s. o.:
  - Spontane oder traumatische Karotis-Sinus-cavernosus-Fistel
  - Thrombose
  - Tolosa-Hunt-Syndrom
- Orbitaprozesse:
  - Tumoren
  - Endokrine Orbitopathie
  - Orbitabodenfraktur
- Neuromuskuläre Erkrankungen:
  - Myasthenia gravis
  - Botulismus
  - Muskelerkrankungen
  - Okuläre Myositis

2.4 Internukleäre Ophthalmoplegie (INO)

Untersuchung

Eine INO kommt durch eine Unterbrechung der Verbindung zwischen den Kernen des N. abducens und des N. oculomotorius zustande. Diese anatomische Verbindung heißt Fasciculus longitudinalis medialis und reicht von der mittleren Pons, wo sie zur Gegenseite kreuzt, bis zum Mittelhirn. Bei Störung dieser Bahn kommt es zu:

- ipsilateraler Adduktionsschwäche mit Doppelbildern beim Blick zur Gegenseite,
- kontralateralem grobschlägigem Nystagmus des abduzierenden Auges.

Die Konvergenzreaktion ist beiderseits erhalten (▶ Kap. 1.2.3, ▶ Kap. 1.2.4).

Krankheitsbilder

- Demyelinisierende Erkrankung (Multiple Sklerose)
- Hirnstamminfarkt

Demyelinisierende Erkrankung (Multiple Sklerose)

- Junge Patienten, evtl. bekannte Multiple Sklerose
- Eher langsam einschleichendes Auftreten
- Oft doppelseitige Läsion (Entzündung überschreitet die Mittellinie)

Diagnostik: CMRT/SMRT mit MRA, Liquordiagnostik, evozierte Potenziale. Im MRT des Gehirns und des Rückenmarks lassen sich bei klinischer Erstmanifestation einer MS meist schon multiple Entzündungsherde nachweisen. Verzögerungen der evozierten Potenziale beweisen ggf. eine Beteiligung in weiteren funktionellen Systemen. Im Liquor findet sich typischerweise eine Mikropleozytose bei positiven OKB, andere entzündliche bzw. infektiöse Erkrankungen können serologisch ausgeschlossen werden.

Hirnstamminfarkt

- Meist ältere Patienten, vaskuläre Risikofaktoren.
- Abrupt auftretend.
- Stets einseitig (strikt lateralisierte Gefäßversorgung).
- In der Regel finden sich weitere diskrete Zeichen einer Hirnstammläsion.

2.5 Horner-Syndrom

Ein Horner-Syndrom besteht aus einer meist gering bis mäßiggradig ausgeprägten Ptose und einer begleitenden Miosis. Ein Enophthalmus und Störungen der Schweißsekretion können hinzutreten. Die Ausprägung ist oft gering, sodass die Symptomatik nicht in allen Fällen vom Patienten selbst bemerkt wird. Phänomenologisch ist eine isolierte Ptose abzugrenzen.

Untersuchung

Erster Blick

- Männlicher Patient, ca. 40–50 Jahre alt → Cluster-Kopfschmerz
- Älterer Patient → Hirnstamminfarkt

Fragen

- Welche weiteren Symptome sind aufgetreten?
  - Heftige, rezidivierende frontotemporale Kopfschmerzen → Cluster-Kopfschmerz
  - Schmerz im Halsbereich mit Ausstrahlung in die Schläfe → Karotisdissektion
  - Weitere u. U. flüchtige neurologische Ausfallssymptome → Hirnstamminfarkt, Karotisdissektion
- Anamnestisch Nikotingebrauch und rezidivierende Bronchitiden? → Pancoast-Tumor
- Bagatelltrauma im Halsbereich? → Karotisdissektion
- Vaskuläre Risikofaktoren? → Hirnstamminfarkt

Richtungsweisende Untersuchungsbefunde (▶ Kap. 1.2.3)

- Ergeben sich zusätzliche Hinweise auf eine Affektion des unteren Armplexus (Hypalgesie des Kleinfingers, Paresen der kleinen Handmuskeln, TSR-Abschwächung)? → Plexusinfiltration bei Pancoast-Tumor
- Prellmarke, lokale Schwellung oder Strömungsgeräusch über der A. carotis? → Karotisdissektion
- Lassen sich zusätzliche Hirnnerven- oder Hemisymptome nachweisen? → Karotisdissektion, Hirnstamminfarkt

Lokalisation

Zugrunde liegt eine Schädigung des zentralen oder peripheren Sympathikus im Bereich des Dienzephalons, des Hirnstammes, des Zervikalmarkes bis Th1, der sympathischen Halsganglien oder des sympathischen Geflechts um die A. carotis interna.

Krankheitsbilder

- Clusterkopfschmerz
- Dissektion der A. carotis interna
- Pancoast-Tumor
- Hirnstamminfarkt

Clusterkopfschmerz (▶ Kap. 2.8)

Dissektion der A. carotis interna

- Bei vorausgegangener Gewalteinwirkung im Halsbereich, oft auch spontan
- Heftiger Schmerz im lateralen Halsbereich, bis in den Kopf ausstrahlend

- Evtl. palpable Auftreibung der Karotis
- Horner-Syndrom
- Eventuell Zeichen der ipsilateralen zerebralen Ischämie

Diagnostik: Doppler- und Duplexsonografie, CMRT mit MRA, CTA, MRT Halsweichteile, ggf. zerebrale Panangiografie.
Eine Dissektion der ACI kann unter Umständen doppler- bzw. duplexsonografisch dargestellt werden. Die häufigeren Läsionen unterhalb der Schädelbasis können mit dem MRT der Halsweichteile sichtbar gemacht werden, da das intramurale Hämatom ein charakteristisches Signal gibt.

Pancoast-Tumor

- Ursächlich ist die maligne Infiltration des Ggl. stellatum im Bereich der Lungenspitze durch ein peripheres Bronchialkarzinom.
- Anamnestisch sind Raucheranamnese und chronisch rezidivierende Atemwegsinfekte hinweisend.
- Durch Infiltration des Plexus brachialis kann es zu Schmerzen mit Ausstrahlung in die Dermatome C8/Th1 und Hypalgesie des Kleinfingers kommen.
- Zusätzliche Symptome fehlen anfangs oft!

Diagnostik: Rö-Thorax und thorakales CT/MRT.
Bei frühzeitiger Diagnose des Malignoms sind nicht nur die Behandlungsmöglichkeiten besser, häufig kann auch ein Einwachsen des Tumors in den Spinalkanal mit nachfolgender Querschnittssymptomatik vermieden werden.

Hirnstamminfarkt

In der Regel perakut einsetzende Symptomatik mit zusätzlichen Hirnstammsymptomen. Meist im Rahmen eines dorsolateralen Medulla oblongata-Infarktes = Wallenberg-Syndrom:
- Ipsilaterales Horner-Syndrom
- Ipsilaterale dissoziierte Sensibilitätsstörung im Trigeminusversorgungsgebiet
- Kontralaterale dissoziierte Sensibilitätsstörung
- Schwindel, Nystagmus, ipsilaterale Hemiataxie

Diagnostik: CMRT mit MRA, CTA, Doppler und Duplexsonografie.

Weitere seltene Differenzialdiagnosen

- Große ipsilaterale Läsionen des Großhirns und des Thalamus
- Hirnstamm- und Zervikalmarkprozesse
- Multiple Sklerose
- Tumoren
- Syringomyelie und Syringobulbie
- Schädelbasisprozesse
- Sinus-cavernosus-Prozesse
- Prozesse in der Orbita

2.6 Akut einsetzender Schwindel

Gerade beim Symptom „Schwindel" müssen zeitlicher Ablauf und Charakteristik ausführlich exploriert werden.
Insbesondere muss differenziert werden, ob es sich überhaupt um einen Schwindel im engeren Sinne handelt oder ob nicht vielmehr eine Gangunsicherheit oder eine

allgemeine Taumeligkeit vorliegt. Man sollte den Patienten danach fragen, was er unter „Schwindel" versteht!
Die Diagnose ist meist nach Exploration und neurologischer Untersuchung geklärt!

Untersuchung

Fragen

- Handelt es sich um einen Attackenschwindel oder einen anhaltenden Schwindel?
  - Attackenschwindel → benigner paroxysmaler Lagerungsschwindel, Morbus Menière, psychogener Schwindel
  - Anhaltender Schwindel → Labyrinthausfall, Kleinhirninfarkt, Hirnstamminfarkt
- Wie lange hält der Schwindel an?
  - Sekunden bis unter eine Minute → benigner paroxysmaler Lagerungsschwindel
  - Stunden bis Tage → Morbus Menière
  - Tage bis Wochen → Labyrinthausfall, Kleinhirninfarkt, Hirnstamminfarkt
  - Wechselnd je nach Belastung → psychogener Schwindel
- Handelt es sich um einen gerichteten Drehschwindel („Wie auf dem Karussell")? Periphere Vestibulopathie → benigner paroxysmaler Lagerungsschwindel, akuter Vestibularisausfall, Morbus Menière
- Wann tritt der Schwindel auf, wie wird er provoziert?
  - Beim Drehen im Bett → benigner paroxysmaler Lagerungsschwindel
  - In typischen „belastenden" Situationen (unter vielen Menschen, auf großen Plätzen etc.) → psychogener Schwindel
- Treten vegetative Begleitsymptome (Schwitzen, Übelkeit, Erbrechen) auf? Periphere Vestibulopathie: benigner paroxysmaler Lagerungsschwindel, akuter Vestibularisausfall, Morbus Menière
- Treten Hörstörungen oder Tinnitus auf? → Morbus Menière

Richtungsweisende Untersuchungsbefunde (▶ Kap. 1.2.7, ▶ Kap. 1.2.3, ▶ Kap. 1.6)

> Jeder Schwindelpatient sollte mit einer Frenzel-Brille untersucht werden, nur so kann ein gering ausgeprägter und u. U. wegweisender Nystagmus sicher dargestellt werden!

- Liegt eine objektivierbare Störung des vestibulookulären Systems vor?
  - Konstant bestehender, richtungsbestimmter Spontannystagmus → Vestibularisausfall, Morbus Menière
  - Blickrichtungsnystagmus (cave: Zentrale Störung!) → Hirnstamm oder Kleinhirnläsion
- Rotatorischer Nystagmus bei Lagerung → benigner paroxysmaler Lagerungsschwindel
- Findet sich eine Hypakusis? → Morbus Menière
- Besteht bei unauffälliger Okulomotorik und fehlendem Nystagmus dennoch eine ausgeprägte, u. U. gerichtete Fallneigung? → Hirnstamm- oder Kleinhirnläsion
- Finden sich außerhalb des vestibulookulären Systems Auffälligkeiten im neurologischen Befund (Hirnnervensymptomatik, Hemisymptome, Ataxie)? → Hirnstamm oder Kleinhirnläsion

Krankheitsbilder

- Benigner paroxysmaler Lagerungsschwindel
- Akuter Vestibularisausfall
- Morbus Menière
- Ischämie oder Blutung im Bereich des Hirnstamms und des Kleinhirns
- Psychogener Schwindel

Benigner paroxysmaler Lagerungsschwindel

- Gelegentlich nach Schädel-Hirn-Traumen, meist aber spontan auftretender Attackendrehschwindel.
- Provokation durch Positionsänderung, oft beim nächtlichen Umdrehen im Schlaf!
- Nach Lageänderung setzt innerhalb weniger Sekunden ein Crescendo-Drehschwindel, häufig mit vegetativen Begleitsymptomen (Übelkeit, Erbrechen, Schwitzen) ein, der nach etwa 30 Sekunden sistiert.

Diagnostik: Untersuchung mit Frenzel-Brille, Lagerungsprobe.
Der neurologische Befund im Intervall ist unauffällig. Eine Lagerung auf der betroffenen Seite provoziert beim häufigen benignen Lagerungsschwindel des hinteren vertikalen Bogengangs oft den Schwindel, und ein mit Latenz auftretender Nystagmus mit rotatorischer Komponente zum unten liegenden Ohr kann beobachtet werden.
Bei typischer Anamnese und positivem Provokationsmanöver kann die Diagnose klinisch gestellt werden, apparative Untersuchungen sind dann meist nicht erforderlich.
Die Therapie besteht in der Durchführung eines sequenziellen Lagerungsmanövers (Semont etc.) durch einen darin erfahrenen Oto- oder Neurologen, wodurch der verursachende Otolith aus dem Bogengang herausbefördert wird.

Akuter Vestibularisausfall

- Aus voller Gesundheit tritt ein anhaltender, heftiger, seitenkonstanter Drehschwindel auf, der sich nur langsam nach Tagen bessert.
- Vegetative Begleitsymptome (Übelkeit, Erbrechen, Schwitzen) fehlen nie.
- Die Patienten sind aufgrund der Übelkeit und der schweren Gleichgewichtsstörung oft nicht mehr in der Lage aufzustehen.
- Im neurologischen Befund findet sich ein richtungsbestimmter horizontaler Spontannystagmus zur Seite des geschädigten Vestibularorgans hin.
- Innerhalb von Wochen kommt es zur zentralen Kompensation des Schwindels.

Diagnostik: neurologische Untersuchung, Vestibularisprüfung.
Bei typischer Anamnese und klinischem Befund sind weitergehende Untersuchungen – abgesehen von der Vestibularisprüfung – meist nicht erforderlich.
In seltenen Fällen kann ein gleichartiges Beschwerdebild allerdings auch auf eine Läsion im Bereich des vestibulären Kerngebietes im Hirnstamm oder eine umschriebene Kleinhirnläsion zurückzuführen sein. Daher sollte man bei Patienten im fortgeschrittenen Lebensalter und mit vaskulären Risikofaktoren eine Ischämie oder eine kleine Blutung mittels CMRT ausschließen und die Durchgängigkeit der vertebrobasilären Arterien (MRA/CTA, Doppler- und Duplexsonografie) prüfen.

Morbus Menière

- In unregelmäßigen Abständen rezidivierendes Auftreten eines anhaltenden, meist heftigen, seitenkonstanten Drehschwindels, der sich nur langsam innerhalb von Stunden (bis Tagen) bessert.
- Häufig vegetative Begleitsymptome (Übelkeit, Erbrechen, Schwitzen).
- „Druck im Ohr" oder Ohrgeräusch und Hörminderung.
- Im neurologischen Befund findet sich ein richtungsbestimmter horizontaler Spontannystagmus zur Seite des gesunden Vestibularorgans hin.
- Tinnitus und Hörminderung persistieren häufig.

Diagnostik: neurologische Untersuchung.
Bei typischer Anamnese und klinischem Befund sind weitergehende Untersuchungen bei eindeutigen otologischen Befunden (Innenohrschwerhörigkeit, vestibuläre Untererregbarkeit) nicht erforderlich.

Ischämie oder Blutung im Bereich des Hirnstamms und des Kleinhirns

- In der Regel handelt es sich um ältere Patienten mit vaskulären Risikofaktoren.
- Häufig anhaltender Schwankschwindel.
- Häufig Fallneigung oder „Ziehen" zu einer Seite.
- Oft nur geringe oder keine vegetativen Symptome.
- Begleitende Hirnstammsymptome sind oft gering ausgeprägt, sodass in der neurologischen Untersuchung aktiv gesucht werden muss, insbesondere nach:
  - dissoziierter Empfindungsstörung im Gesicht oder am Körper,
  - Hemiataxie oder Hemidysmetrie (Barany-Zeigeversuch!),
  - Dysarthrie.

Diagnostik: CCT/CTA, CMRT/MRA, Doppler- und Duplexsonografie.
Bei Verdacht auf einen vaskulär bedingten Schwindel sollte neben einem CMRT zur Darstellung der Hirnstammstrukturen das vertebrobasiläre Gefäßsystem mittels CTA/MRA und Doppler- und Duplexsonografie untersucht werden und auch eine kardiale Diagnostik (EKG, LZ-EKG, TEE) erfolgen.

! Im Falle einer Hirnstammischämie, insbesondere bei rezidivierender, fluktuierender, wechselnder und progredienter Symptomatik, ist der Patient intensiv zu überwachen, da es sich um eine beginnende Basilaristhrombose handeln kann.

! Zeichnet sich in der Bildgebung ein größerer Infarkt im Kleinhirn oder eine Kleinhirnblutung ab, muss der Patient intensiv überwacht werden, da es durch eine konsekutive Schwellung im Infarktbereich zu einer lokalen Raumforderung mit Verlegung des 4. Ventrikels und hydrozephalem Aufstau oder zu einer direkten Hirnstammkompression kommen kann! In beiden Fällen ist eine neurochirurgische Intervention (Liquordrainage bzw. Infarktresektion) erforderlich.

Psychogener Schwindel

- Diffuser, unsystematischer Schwindel oder Unsicherheitsgefühl häufig in Kombination mit verschiedenen anderen psychosomatischen Beschwerden.
- Nystagmus und andere neurologische Symptome fehlen.
- Vorkommen bei allen Kategorien psychischer Erkrankungen, häufig bei Angsterkrankungen, somatisierter Depression und dissoziativer Störung.

Diagnostik: neurologische Untersuchung.
Der psychogene Schwindel ist häufig! Wegweisend für die Diagnose ist die mangelnde Kongruenz mit den bekannten organischen Schwindelerkrankungen, die Kombination mit anderen psychosomatischen Beschwerden und der psychopathologische Querschnittsbefund.
Zur gezielten Behandlung muss zunächst die exakte psychiatrische Diagnose (Phobie, Konversionssymptomatik, somatoforme Störung) durch den Facharzt gestellt werden!

Weitere seltenere Differenzialdiagnosen

- Hirnstammprozesse:
  - Multiple Sklerose
  - Kleinhirntumoren
  - Kleinhirnbrückenwinkelprozess
  - Akustikusneurinom
  - Meningealer Prozess
- Zoster oticus
- Intoxikationen:
  - Barbiturate
  - Benzodiazepine
  - Carbamazepin etc.
- Schwindel bei:
  - Augenerkrankungen
  - Herz-Kreislauf-Störungen
  - Kinetosen

2.7 Akuter Gesichtsschmerz

Die Differenzialdiagnose von Gesichtsschmerzen bewegt sich in einem interdisziplinären Gebiet zwischen HNO, Augenheilkunde, Neurologie sowie Zahn-, Mund- und Kieferheilkunde (▶ Kap. 1.2.4).

Untersuchung

Fragen

- Wie sind der zeitliche Verlauf und die Charakteristik der Schmerzen?
  - Blitzartige Schmerzen → Trigeminusneuralgie
  - Kurze Attacken oder längere Schmerzphasen → Glaukom, Kiefergelenksarthropathie
  - Anhaltend dumpf drückende Schmerzen → Sinusitis, idiopathischer Gesichtsschmerz
  - Anhaltende brennende Schmerzen → Zoster
- Lässt sich der Schmerz provozieren?
  - „Triggerung" z. B. durch Berührung, Essen → Trigeminusneuralgie
  - Zunahme bei Kopftieflage → Sinusitis
  - Auftreten beim Kauen → Kiefergelenksarthromyopathie
- Wo ist der Schmerz lokalisiert?
  - Trigeminusversorgungsgebiet → V1: Zoster, V2/3: Trigeminusneuralgie
  - Diffus im Mittelgesichtsbereich → idiopathischer Gesichtsschmerz
  - Über den Nebenhöhlen → Sinusitis
  - Orbital und periorbital → Glaukom
  - Von präaurikulär ausstrahlend → Kiefergelenksarthromyopathie

Richtungsweisende Untersuchungsbefunde

- Bläschen auf der Stirn? → Zoster ophthalmicus
- Druckschmerz über dem Kiefergelenk? → Kiefergelenksarthromyopathie
- Druck- und Klopfschmerz über den Nebenhöhlen? → Sinusitis
- Schmerzprovokation bei Berührung im Trigeminusversorgungsgebiet? → Trigeminusneuralgie
- Verschwommenes Sehen und Trübung der Kornealoberfläche? → Glaukom

Besonders im Hirnnervenbereich ist nach neurologischen Auffälligkeiten zu fahnden.

Krankheitsbilder

- Sinusitis
- Trigeminusneuralgie
- Idiopathischer Gesichtsschmerz
- Zoster ophthalmicus
- Akutes Glaukom
- Kiefergelenksarthromyopathie

Sinusitis

- Dumpf drückender Schmerz im Bereich des betroffenen Sinus.
- Zunahme bei lokalem Druck (Nervenaustrittspunkte) oder Kopftieflage.
- Prodromal grippaler Infekt mit Schnupfen, verstopfter Nase und Allgemeinsymptomen.
- Im neurologischen Befund finden sich keine Auffälligkeiten.

Trigeminusneuralgie

- In der Regel ältere Patienten.
- Blitzartiger Schmerz im Bereich des 2. und 3. Trigeminusastes.
- Oft Serien von hellen, einschießenden Schmerzen (initial kein Dauerschmerz!).
- Meist Triggerung durch Berührung, Essen, Kämmen etc.
- Im neurologischen Befund finden sich keine Auffälligkeiten.

! Bei jüngeren Patienten mit einer Trigeminusneuralgie muss eine Multiple Sklerose mit einem Hirnstammherd ausgeschlossen werden!

Idiopathischer Gesichtsschmerz

- Früher auch atypischer Gesichtsschmerz.
- Brennend-bohrender Dauerschmerz von diffuser Lokalisation.
- Meist chronischer Schmerz von mäßiger Intensität.
- Häufig psychische und psychosomatische Komorbidität.
- Im neurologischen Befund finden sich keine Auffälligkeiten.

! Vor Annahme eines idiopathischen Gesichtsschmerzes sollte ein Hirnstammherd bei MS ausgeschlossen sein, bei dem der neurologische Befund initial nicht selten unauffällig ist.

Zoster ophthalmicus
- Akut auftretender brennender Schmerz, meist im Bereich des 1. Trigeminusastes.
- Die typischen herpetiformen Bläschen treten oft erst einige Tage später zutage, sodass die diagnostische Zuordnung insbesondere initial schwierig ist.
- Dysästhesien und Hypästhesie im Bereich des 1. Trigeminusastes.

> ! Ein Zosterbefall von Kornea, okulomotorischen Nerven und N. opticus im Verlauf ist möglich.

Akutes Glaukom
- Schmerz im Bereich des Auges, gelegentlich diffus ausstrahlend
- Sehstörung mit „Nebelsehen" oder charakteristischen Farbringen
- Konjunktivale Injektion, matt-trübe Hornhaut, Mydriasis
- „Harter Bulbus" bei Palpation

Kiefergelenksarthromyopathie
- Stechend dumpfer Schmerz im Bereich des betroffenen Kiefergelenks, oft auch ausstrahlend bis in die Stirn und die Schläfe
- Auslösung durch Bewegungen im Kiefergelenk oder Druck auf das Gelenk oder die Kaumuskulatur
- Häufig nächtliches Zähneknirschen

Weitere seltenere (neurologische!) Differenzialdiagnosen
- Wurzelreizsyndrome C2 und C3
- Begleitschmerz bei Hirnnervenläsionen:
  - Optikusneuritis
  - „Diabetische" Okulomotoriusparese
- Tolosa-Hunt-Syndrom
- „Neck-tongue"-Syndrom
- Sonstige (seltene!) Hirnnervenneuralgien:
  - Glossopharyngeusneuralgie
  - Okzipitalisneuralgie
  - Aurikulotemporalisneuralgie etc.

2.8 Akuter Kopfschmerz

Beim akuten Kopfschmerz, einem der häufigsten Krankheitsbilder des neurologischen Fachgebietes, kommt es zunächst darauf an, die häufigen primären Kopfschmerzformen von den seltenen symptomatischen – und oft gefährlichen! – Kopfschmerzen abzugrenzen.

> **Warnzeichen, die auf eine symptomatische Genese hinweisen:**
> - Erstmaliges Kopfschmerzereignis
> - Perakuter heftigster Kopfschmerz
> - Fieber
> - Crescendo-Kopfschmerz über Wochen
> - Nackensteifigkeit
> - Neurologische Herdsymptome

Untersuchung

Fragen

- Handelt es sich um einen rezidivierenden, gleichartig ablaufenden Kopfschmerz? → primäre Kopfschmerzen wahrscheinlich
- Wie lange hält der Kopfschmerz an?
  - Wenige Minuten bis 3 Stunden → Cluster-Kopfschmerz
  - Stunden bis Tage → Migräne, Spannungskopfschmerz
- Wie ist die Schmerzintensität?
  - „Vernichtungskopfschmerz" → SAB
  - Starker Kopfschmerz → Cluster-Kopfschmerz, Migräne
  - Mäßiger Kopfschmerz → Spannungskopfschmerz
- Wie ist die Schmerzcharakteristik?
  - Klopfend und pulsierend → Migräne
  - Stechend und bohrend → Cluster-Kopfschmerz
  - Drückend → Spannungskopfschmerz
- Wie ist das Verhalten während der Kopfschmerzattacke?
  - Pat. ist ruhig, kann seine Arbeit unverändert fortführen → Spannungskopfschmerz
  - Pat. muss sich in abgedunkeltem Raum hinlegen → Migräne
  - Pat. läuft schmerzgequält umher → Cluster-Kopfschmerz
- Welche Begleitsymptome treten auf?
  - Übelkeit, Erbrechen, initial Flimmerskotome → Migräne
  - Horner-Syndrom, Nasenlaufen, Augenrötung → Cluster-Kopfschmerz
- Handelt es sich um ein erstmalig in dieser Qualität oder Intensität aufgetretenes Kopfschmerzereignis? → Verdacht auf eine symptomatische Genese (oder Erstmanifestation eines primären Kopfschmerzes)
- Wie rasch ist der Kopfschmerz aufgetreten?
  - In Sekundenbruchteilen → SAB
  - In Stunden bis Tagen → Meningitis, Sinusthrombose, Arteriitis temporalis
- Sind fokale oder generalisierte Anfälle aufgetreten? → Sinusthrombose

Richtungsweisende Untersuchungsbefunde (▶ Kap. 1.1.1, ▶ Kap. 1.2.2)

- Findet sich eine Nackensteifigkeit? → SAB, Meningitis
- Besteht eine Stauungspapille? → Sinusthrombose, sekundäre intrakranielle Drucksteigerung bei SAB und Meningitis
- Lassen sich neurologische Herdsymptome nachweisen? → Sinusthrombose, Meningitis, SAB, Arteriitis temporalis

Krankheitsbilder

Primäre Kopfschmerzen:
- Spannungskopfschmerz
- Migräne
- Cluster-Kopfschmerz (Bing-Horton)

Symptomatische Kopfschmerzen:
- Subarachnoidalblutung
- Meningitis
- Arteriitis temporalis (Morbus Horton)

- Sinusthrombose
- Zoster ophthalmicus
- Akutes Glaukom
- Postpunktioneller Kopfschmerz
- Depression
- Medikamentös induzierter Dauerkopfschmerz

Primäre Kopfschmerzen

Spannungskopfschmerz

- Die häufigste Kopfschmerzform überhaupt
- Im typischen Fall bilateraler Kopfschmerz, in der Stirn oder im Nacken-Hinterkopfbereich lokalisiert oder von okzipital nach frontal ausstrahlend
- Meist nur mäßig ausgeprägte, dumpf-drückende Schmerzen, in der Regel ohne Einschränkung der Arbeitsfähigkeit
- Kaum vegetative Symptome
- Oft zeitliche Bindung zu „Stresssituationen“

Migräne

- Meist jüngere Patienten mit positiver Familienanamnese.
- Oft einseitiger (seitenwechselnder) pulssynchroner „klopfender“ Kopfschmerz von heftiger Intensität und einer Dauer von wenigen Stunden bis 3 Tagen.
- Übelkeit und Erbrechen, Lichtempfindlichkeit und Ruhebedürfnis.
- Häufig den Kopfschmerzen vorausgehendes, im Gesichtsfeld wanderndes Flimmerskotom (Migräne mit visueller Aura).
- Selten leichte neurologische Herdsymptome, die sich im Regelfall innerhalb einer Stunde wieder zurückbilden (z. B. Kribbeln in Hand und Mundwinkel, leichte aphasische Störungen, Hemianopsien). Man spricht dann von einer Migräne mit Aura oder Migraine accompagnée.

Beim erstmaligen Auftreten neurologischer Herdsymptome im Rahmen von Kopfschmerzen und auch dann, wenn diese länger anhalten, sollte der Patient als Notfall betrachtet und unverzüglich fachärztlich untersucht werden, da differenzialdiagnostisch ein zerebrales vaskuläres Geschehen ausgeschlossen werden muss!

Cluster-Kopfschmerz (Bing-Horton-Syndrom)

- Meist junge Männer.
- Unerträgliche brennend-bohrende Schmerzen streng einseitig im Augen-Schläfenbereich.
- Im Anfall Tränen des Auges, Nasenlaufen und HORNER-Syndrom.
- Die Patienten laufen oft gequält und unruhig umher.
- Dauer des Anfalls etwa 30–180 Minuten, tägliche Wiederholung zu ähnlichen Zeiten – oft nachts – über Wochen bis Monate.

Symptomatische Kopfschmerzen

Subarachnoidalblutung

- Akut auftretender, in Sekundenbruchteilen maximaler „Donnerschlagskopfschmerz“
- Nackensteifigkeit (fehlt seltener)
- Fakultativ neurologische Herdsymptome bis hin zum Koma (fehlen häufig!)

Meningitis
- Meist nach prodromaler grippaler Symptomatik auftretend
- Eher langsam einsetzender, starker Kopfschmerz mit Fieber
- Nackensteifigkeit
- Fakultativ neurologische Herdsymptome bis hin zum Koma (fehlen initial häufig!)

Arteriitis temporalis (Morbus Horton)
- Meist ältere Frauen
- Langsam einsetzender, einseitiger, dumpfer Kopfschmerz im Schläfenbereich (selten auch im Nacken!)
- A. temporalis prominent, geschwollen, druckschmerzhaft, evtl. ohne Puls
- Häufig begleitende Muskelschmerzen der Extremitäten (Polymyalgia rheumatica)

> **!** Eine ipsilaterale Sehstörung kann auf eine u. U. irreversible ischämische Optikusbeteiligung hinweisen!

Sinusthrombose
- Oft jüngere Frauen mit erhöhtem Thromboserisiko, Schwangerschaft!
- Dumpf-drückender anhaltender Kopfschmerz
- Häufig fokale epileptische Anfälle!
- Andere neurologische Herdsymptome mit langsam progredienter Entwicklung

Zoster ophthalmicus
▶ Kap. 2.7

Akutes Glaukom
▶ Kap. 2.7

Postpunktioneller Kopfschmerz
- Nach Liquorpunktion oder Spinalanästhesie auftretend
- Dumpf stechender, orthostatisch betonter Kopfschmerz, der sich im Liegen rasch bessert
- Begleitend häufig Übelkeit, Erbrechen und diffuser Schwindel
- Meist keine wesentliche Nackensteifigkeit, kein Fieber (DD postpunktionelle Meningitis!)

Depression
- Anhaltend dumpfer Kopfschmerz, drückend, „wie in einen Schraubstock gespannt"
- Schlafstörungen, Antriebsminderung, herabgesetzte Stimmung

Medikamentös induzierter Dauerkopfschmerz
- Entwickelt sich häufig sekundär im Rahmen einer kontinuierlichen Medikamenteneinnahme bei vorbestehender Migräne oder chronischem Spannungskopfschmerz
- Oft diffus im ganzen Kopf bestehender Dauerschmerz
- Tägliche Einnahme von Analgetika über mehrere Monate

Weitere seltenere Kopfschmerzursachen

- Primäre Kopfschmerzen:
  - Chronische paroxysmale Hemikranie
  - Benigner Kopfschmerz bei körperlicher Anstrengung
  - Kopfschmerz bei sexueller Aktivität
- Sekundäre Kopfschmerzen:
  - Posttraumatischer Kopfschmerz
  - Zerebrovaskuläre Erkrankungen:
    - Hirninfarkte und intrakranielle Blutungen
    - Arteriovenöse Malformationen
    - Arteriitis
    - Karotis- oder Vertebralisdissektion
    - Eklampsie
    - Posteriores reversibles Enzephalopathiesyndrom (PRES)
    - Reversibles zerebrales Vasokonstriktionssyndrom (RCVS)
    - Sinusthrombose
  - Spontanes Liquorunterdrucksyndrom
  - Benigne intrakranielle Hirndrucksteigerung (Pseudotumor cerebri)
  - Intrakranielle Tumoren

Sonstige nichtzerebrale Ursachen

- Nebenwirkung und Entzug von Medikamenten und Alkohol
- Fieberhafte Allgemeininfektionen
- Stoffwechselstörungen
- Hypertonie

2.9 Plötzlich einsetzende abnorme Kopfhaltung

Untersuchung

Fragen

- Besteht in der Vorgeschichte eine Psychose, wurden Neuroleptika oder andere Dopaminantagonisten eingenommen? → Frühdyskinesie
- Hat die Symptomatik eher über Tage bzw. Wochen zugenommen? → Torticollis spasmodicus
- Bestehen Doppelbilder, Gleichgewichtsstörungen oder Schwindel? → Vestibulookuläre Störung

Richtungsweisende Untersuchungsbefunde (▶ Kap. 1.2.4, ▶ Kap. 1.3.3)

- Finden sich ausgeprägte krampfartige Fehlstellungen der Nackenmuskulatur ohne Hypertrophie? → Frühdyskinesie
- Besteht nur eine leichtere Fehlstellung mit bereits deutlich ausgeprägter Hypertrophie der Halsmuskulatur? → Torticollis spasmodicus
- Lassen sich Störungen der Bulbomotorik nachweisen? → vestibulookuläre Störung

Krankheitsbilder

- Frühdyskinesie unter Neuroleptikatherapie
- Idiopathischer Torticollis spasmodicus
- Vestibulookuläre Störung

Frühdyskinesie unter Neuroleptikatherapie
- Häufigste Ursache eines akut einsetzenden Torticollis.
- Meist Patienten im jüngeren und mittleren Lebensalter.
- Akutes, bedrohlich erscheinendes Krankheitsbild.
- Anamnestisch bekannte Psychose, vorherige Einnahme von Neuroleptika oder peripher wirksamer Dopaminantagonisten (z. B. Metoclopramid!), die bei einzelnen Patienten dennoch zentralnervöse Symptome verursachen können.
- Die rasche und durchgreifende Wirkung von Anticholinergika (z. B. Akineton i. v.) kann auch diagnostisch genutzt werden!

Idiopathischer Torticollis spasmodicus
- In der Regel weniger akut als vielmehr langsam-progredient auftretend.
- Meist wenig bedrohliches Krankheitsbild.
- Neben der tonischen Kopfdrehung fallen Hypertrophien der beteiligten Muskeln auf, evtl. besteht ein irregulärer grobschlägiger Tremor.
- Die Sofortwirkung von Anticholinergika ist eher gering.

Vestibulookuläre Störung
- Weitere Leitsymptome sind Schwindel, Gleichgewichtsstörungen und Doppelbilder.
- Bei Störungen im **bulbomotorischen System** (Hirnstamm und Hirnnerven III, IV sowie VI) wird die abnorme Kopfhaltung zur Vermeidung von Doppelbildern unwillkürlich eingenommen.
- Bei Störungen im **zentralen vestibulären** System kann es zu einer Veränderung der subjektiven Vertikale kommen, sodass der Kopf kompensatorisch schief gehalten wird.

2.10 Akuter Schulter-Arm-Schmerz

Untersuchung

Erster Blick
- Schonhaltung des Nackens → lateraler Bandscheibenvorfall, Metastasen
- Schlechter Allgemeinzustand → Metastasen, Borreliose, Zoster
- Frau mittleren Alters → Karpaltunnelsyndrom

Fragen an den Patienten
- Wann traten die Schmerzen erstmals auf?
  - Spontan? → lateraler Bandscheibenvorfall, metastatischer Tumor der HWS, Karpaltunnelsyndrom
  - Nach grippalem Infekt? → neuralgische Schulteramyotrophie
  - Nach umschriebener Hautrötung oder Bläschenbildung → Radikulitis (Zoster, Borrelien)
  - Nach Verkehrsunfall? → HWS-Schleudertrauma
  - Nach distaler Radiusfraktur → Karpaltunnelsyndrom
- Welche zusätzlichen Auffälligkeiten bestehen?
  - Kribbelmissempfindungen in Arm und/oder Hand → lateraler Bandscheibenvorfall, Zoster-Radikulitis, Karpaltunnelsyndrom
  - Neoplasma in der Anamnese → metastatischer Tumor der HWS
- Wann verstärken sich die Schmerzen?
  - Nachts → Karpaltunnelsyndrom, neuralgische Schulteramyotrophie, Borreliose

- Durch Halsbewegungen → lateraler Bandscheibenvorfall
- Durch Schulterbewegungen → schmerzhafte Schultersteife
- Durch Husten, Niesen → lateraler Bandscheibenvorfall

Richtungsweisende Untersuchungsbefunde (▶ Kap. 1.3, ▶ Kap. 1.4, ▶ Kap. 1.5)
Schmerzprovokation durch passive Rotation der HWS spricht für einen Bandscheibenvorfall. Gleichseitiger Ausfall von Muskeleigenreflexen (BR, BRR, Trömner) beweist eine periphere Schädigung. Trophische Störungen der Hand kommen nicht bei Wurzelschäden, wohl aber bei unterer Plexusläsion oder peripherer Nervenschädigung vor. Durch die Untersuchung der Sensibilität lässt sich die Lokalisation in der Regel näher eingrenzen. Unscharf begrenzte Sensibilitätsstörungen kommen bei zentralen Prozessen oder Syringomelie vor.

- Bizeps-Reflex → C6-Syndrom
- Brachioradialisreflex:
  - Abgeschwächt → obere Armplexusparese
  - Gesteigert → zentrale Läsion
- Triceps-brachii-Reflex → C7(C8)-Syndrom
  - Abgeschwächt → untere Armplexusparese
  - Gesteigert → zentrale Läsion
- Zusätzliche Paresen:
  - Triceps brachii → C7-Syndrom
  - Kleine Handmuskeln → C8-Syndrom, untere Armplexusparese
- **Trophische Störungen** der Hand → Karpaltunnelsyndrom, untere Armplexusparese, Hemiparese
- Sensibilitätsstörungen:
  - Mittelfinger → C7-Syndrom
  - Daumen → C6-Syndrom
  - Kleinfinger → C8-Syndrom
  - Hand → spinaler Prozess, Hemisphärenläsion
- **Bewegungseinschränkung der HWS** → lateraler Bandscheibenvorfall, metastatischer Tumor der HWS

Krankheitsbilder

- Karpaltunnelsyndrom
- Lateraler Bandscheibenvorfall
- Schleudertrauma
- Neuralgische Schulteramyotrophie
- Radikulitis (Zoster, Borreliose)
- Metastatischer Tumor der HWS
- Schmerzhafte Schultersteife

Karpaltunnelsyndrom

- Meist Frauen mittleren Alters.
- Nächtliche Steigerung der Schmerzen und Missempfindungen in der Hand, die bis in die Schultern ausstrahlen können. „Ausschütteln" der Hände bessert die Beschwerden. Gelegentlich finden sich als Ursachen distale Radiusfraktur, Hypothyreose, Diabetes, Gravidität, Tätigkeit am PC.
- Beweisend für eine Medianusläsion ist eine distale Sensibilitätsstörung der Finger 2 und 3 auf der Streckseite mit scharfer Begrenzung nach proximal.

Bei Parese des M. opponens pollicis lässt sich ein positives Nagelzeichen nachweisen.

- Die Muskelatrophie des Daumenballens erkennt man am besten beim Blick von oben auf die hochkant gehaltenen Hände.
- Trophische Störungen an den Fingern (mit Ausnahme des Kleinfingers) meist erst bei chronischen Schädigungen.

Diagnostik: NLG, EMG, Nervenultraschall.
Zur sicheren Diagnose eines Karpaltunnelsyndroms ist die Elektroneurografie des N. medianus ausreichend. Ähnlich valide Ergebnisse liefert eine Ultraschalluntersuchung durch einen in der Methode geübten Arzt. Das Ausmaß der axonalen Schädigung kann ggf. mit dem EMG bestimmt werden.

> Das Karpaltunnelsyndrom ist die häufigste periphere Nervenschädigung!

Lateraler Bandscheibenvorfall

- Das Manifestationsalter liegt meist unter 50 Jahren. Häufig anamnestisch rezidivierende Zervikobrachialgien. Die Schmerzen werden häufig zwischen den Schulterblättern geklagt. Sie strahlen gelegentlich bis in die Finger aus.
- Bei der **häufigen C7-Schädigung** abgeschwächter Triceps-brachii-Reflex; Schmerzen und Sensibilitätsstörungen, die bis in den 3. Finger ausstrahlen können, nicht selten auch eine Trizepsparese.
- **C6-Schädigung** führt zu Schmerzausstrahlung in den Daumen, Abschwächung des BR und/oder BRR und beim Vollbild zur Brachioradialis- und/oder Bizepsparese.
- Bei einer **C8-Schädigung** Trizeps-Reflex ggf. abgeschwächt. Schmerzen und Sensibilitätsstörungen strahlen meist bis in den kleinen Finger aus. Paresen der kleinen Handmuskeln können nachweisbar sein. In ausgeprägten Fällen findet sich ein Horner-Syndrom.

> Am häufigsten sind Läsionen der Wurzeln C6 und C7 bei degenerativen Veränderungen in den mobilen Segmenten HWK 5/6 und HWK 6/7. Läsionen von C5 treten seltener auf, am seltensten sind C8-Läsionen.

Diagnostik: Röntgen HWS in 4 Ebenen, HWS MRT, ggf. (Myelo-)CT, EMG.
Das Röntgenbild der HWS dient dem Ausschluss knöcherner Veränderungen. Im MRT der HWS lassen sich alle relevanten Strukturen (Knochen, Bandscheiben, kleine Wirbelgelenke, Rückenmark, Nervenwurzeln etc.) in der Regel gut darstellen, im Einzelfall kann die Bildgebung durch ein Myelo-CT ergänzt werden. Das EMG dient der Lokalisation und der Quantifizierung des Ausmaßes der Schädigung.

„Schleudertrauma" der HWS

- Besser: HWS-Distorsion oder HWS-Beschleunigungstrauma.
- Obligat ist ein Verkehrsunfall, bei dem der Pkw des Betroffenen von hinten oder seitlich angefahren wurde.
- Schmerzen meist erst Minuten bis Stunden nach dem Unfall. Ein Sofortschmerz im Nacken spricht für eine schwere Läsion. Eine Ausstrahlung der Schmerzen in die Schultern und Arme muss an radikuläre Irritationen denken lassen. Ein einseitiger Gesichtsschmerz kommt bei traumatischer Dissektion der A. carotis vor (▶ Kap. 2.5).

2

Gesichtsschmerz nach „Schleudertrauma" – dringender Verdacht auf Dissektion der A. carotis! Sofortige Gefäßdiagnostik!

- Atlantookzipital- und Atlantoaxialgelenk sind in der Regel eingeschränkt beweglich. Meist eher diskrete neurologische Ausfälle. Nach Sensibilitätsstörungen der Segmente C2 und C3 sollte gefahndet werden. Eine Rückenmarksbeteiligung (Querschnittssymptomatik, Blasenstörung) muss durch die Untersuchung ausgeschlossen werden.

Diagnostik: Röntgen HWS, MRT HWS, Duplex-Sonografie, SEP.
Das Röntgenbild der HWS dient zum Ausschluss knöcherner Verletzungen. Funktionsaufnahmen können Hinweise auf eine Blockierung geben. Weichteileinblutungen und Bandscheibenvorfälle sieht man im MRT meist besser als im CT. Eine Dissektion kann duplexsonografisch (oder im MRT) nachgewiesen werden. Eine Bestimmung der „zentralen sensiblen Leitungszeit" mittels SEP-Untersuchung gibt Hinweise auf eine spinale Leitungsstörung.

Da oft Gerichtsverfahren anhängig sind, ist eine besonders exakte Dokumentation der Anamnese und der Befunde erforderlich. Bei klinischen Auffälligkeiten sollte immer die erforderliche Zusatzdiagnostik durchgeführt werden!

Neuralgische Schulteramyotrophie

- Zunehmende – meist einseitige und nächtlich betonte – Schmerzen im Schulter- und Oberarmbereich, die innerhalb von Stunden bis Tagen ihr Maximum erreichen und mit dem Auftreten von Lähmungen abklingen.
- Scapula alata.
- Nach Paresen im Bereich des oberen Armplexus (Deltoideus, Bizeps, Außenroller, Schulterblattmuskulatur) muss gefahndet werden.
- Sensibilitätsstörungen treten selten auf.
- Der BR kann ipsilateral abgeschwächt sein.

Die einseitige Scapula alata ist typisch für eine neuralgische Schulteramyotrophie!

Diagnostik: MRT HWS und Plexus, ggf. MR-Neurografie, EMG, Rö-Thorax.
Elektromyografisch kann das Ausmaß der oft partiell subklinischen Nervenbeteiligung ermittelt und eine Plexusparese von anderen Nervenschäden an der oberen Extremität abgegrenzt werden. Ein ipsilateraler Zwerchfellhochstand spricht für eine Beteiligung des N. phrenicus (C4).

Radikulitis (Zoster, Borreliose)

- Zosterradikulitis: meist ältere Patienten, Schmerzen gehen den Hautveränderungen in der Regel voraus.
- Borrelienradikulitis: nicht selten Erythem nach Zeckenbiss nicht erinnerlich.
- Typisch für die Radikulitiden ist die fehlende Provokation durch Halsdrehung.
- Neurologischer Befund meist ohne wesentliche Auffälligkeit.

Diagnostik: Liquor.

Eine Pleozytose beweist in der Regel eine akute Entzündung. Überwiegen von Granulozyten spricht für Borreliose, bei vorwiegend lymphozytärem Zellbild ist eine Zosterinfektion wahrscheinlicher.

> Da Borrelienantikörper im Serum auch bei Gesunden oft positiv sind, ist bei Verdacht auf Neuroborreliose immer eine Liquordiagnostik mit Bestimmung des Liquor-Serum-Antikörperquotienten erforderlich!

Metastatischer Tumor der HWS

- Vorwiegend ältere Patienten.
- Häufige Primärtumoren sind Bronchial-Ca, Mamma-Ca, Prostata-Ca, Lymphome, multiples Myelom.
- Der Schmerz ist häufig nachts stärker. Nach rascher Schmerzzunahme entwickeln sich schnell neurologische Ausfälle. Symptome, die für eine Rückenmarksbeteiligung sprechen (Beinschwäche, Babinski, Blasen- und Mastdarmstörung) legen bei erhöhter Senkung die Annahme einer Metastase nahe.

Diagnostik: Röntgen-HWS, CT, MRT.
Das Röntgenbild der HWS sollte als Screening-Methode nie unterbleiben. Knöcherne Veränderungen können im CT in der Regel sehr gut nachgewiesen werden. Bei Hinweisen für spinale Beteiligung ist das MRT aussagekräftiger.

> Radikulär anmutende Beschwerden oberhalb von C5 sind im höheren Lebensalter immer suspekt auf eine Metastase im Bereich der HWS!

Schmerzhafte Schultersteife

- Häufig nach Immobilisation (Trauma, Hemiparese).
- Bewegungsabhängiger Schulterschmerz, der nicht durch HWS-Rotation provoziert wird.
- Die Kraft ist wegen schmerzbedingter Bewegungseinschränkung meist nicht ausreichend zu prüfen.
- In der Regel Inaktivitätsatrophie der Schultermuskeln.
- Sensibilitätsstörungen oder Reflexabschwächungen fehlen.

Diagnostik: klinisch.

Weitere Ursachen

- Entzündlich: Polymyalgia rheumatica
- Raumfordernd:
  - Syringomyelie
  - Pancoast-Tumor
- Mechanisch:
  - Thoracic-Outlet-Syndrom
  - Rotatorenhauben-Syndrom
- Vaskulär:
  - Verschluss der A. subclavia
  - Armvenenthrombose (Paget-v.-Schroetter-Syndrom)
- Bei Allgemeinerkrankungen: übertragener Schmerz (Angina pectoris, Cholezystitis)

2

2.11 Akute Kribbelparästhesien/ Gefühlsstörungen einer Körperseite

Untersuchung

Erster Blick

- Alter Patient → vaskuläres Ereignis
- Junger Patient → Migräne, Multiple Sklerose

Fragen

Zunächst muss durch genaue anamnestische Rückfragen geklärt werden, ob es sich um sensible Reizerscheinungen (Kribbeln, „Ameisenlaufen“) oder um sensible Ausfallserscheinungen (Gefühlsabschwächung, „taubes Gefühl“) handelt.

- Wie alt ist der Patient und welche Vorerkrankungen bestehen?
  - Alter Patient mit vaskulären Risikofaktoren → vaskuläres Ereignis
  - Mit unauffälliger Anamnese → Migräne, Multiple Sklerose
- Wie rasch ist die Gefühlsstörung aufgetreten?
  - In Sekunden bis Minuten → zerebrale Ischämie, intrazerebrale Blutung, sensible Anfälle, Migräne mit Aura
  - Innerhalb von Tagen zunehmend → Multiple Sklerose
- Handelte es sich um flüchtige Gefühlsstörungen, die sich langsam ausgebreitet haben?
  - Mit nachfolgenden Kopfschmerzen → Migräne
  - Mit stereotyper Wiederholung → sensible Anfälle

Richtungsweisende Untersuchungsbefunde (▶ Kap. 1.5)

Es sind die betroffenen Qualitäten (Berührung, Lage, Schmerz, Temperatur) hinsichtlich Lokalisation (z. B. genau halbseitig, brachiofazial) und genauer Ausdehnung zu ermitteln.

- Ist der Befund im Intervall wieder vollständig unauffällig? → sensible Anfälle, TIA, Migräne
- Finden sich sensible Auffälligkeiten und evtl. zusätzliche „objektive“ Zeichen in der neurologischen Untersuchung? → zerebrale Ischämie oder Blutung, Multiple Sklerose

Lokalisation

Die häufigen Läsionen der Großhirnhemisphären führen meist zu einer Hemihypästhesie. Bei Läsionen im Thalamusbereich finden sich zudem zentrale halbseitige Schmerzsyndrome und häufig auch Störungen der Koordination und Lagewahrnehmung durch eine Unterbrechung der epikritischen Systeme.
Halbseitige Gefühlsstörungen können auch im Hirnstammbereich und selten auf Rückenmarksebene (dann unter Ausschluss des Gesichts!) entstehen. Dann finden sich meist dissoziierte Empfindungsstörungen (meist mit Hypalgesie und Thermhypästhesie), da epikritische und protopathische Qualitäten über räumlich getrennte Bahnsysteme geleitet werden.

Krankheitsbilder

- Zerebrale Ischämie
- Intrazerebrale Blutung

- Multiple Sklerose
- Fokale sensible Anfälle
- Migräne mit Aura

Zerebrale Ischämie (TIA oder Hirninfarkt)
- Ältere Patienten mit Gefäßrisikofaktoren
- Akutes „apoplektiformes" Auftreten
- Meist brachiofazial betont oder strikt einseitige Symptome
- Typisch als sogenanntes lakunäres Syndrom bei Mikroangiopathie

Intrazerebrale Blutung
- Oft Patienten im mittleren oder höheren Lebensalter mit Hypertonie
- Akutes „apoplektiformes" Auftreten
- Als isolierte Symptomatik nur bei kleinen intrazerebrale Blutungen im Großhirnbereich
- Insgesamt bei isoliert sensibler Symptomatik sehr viel seltener als ischämische Ursachen!

Diagnostik: CCT/CMRT, CTA/MRA, Doppler- und Duplexsonografie, kardiologische (EKG, UKG etc.) und laborchemische Diagnostik.
Die Behandlung erfolgt so schnell als möglich in einer Klinik mit Stroke Unit. Bei Verdacht auf eine vaskuläre Ursache sollte zunächst ein CCT mit CTA durchgeführt werden, zu den Fragen Blutung/frühe Infarktzeichen/Verschluss eines großen Gefäßes. Falls rasch verfügbar, sind CMRT und MRA ggf. vorzuziehen wegen höherer Sensitivität bei Läsionen im Hirnstamm/Kleinhirn, zur Frage früher ischämischer Veränderungen und zur Darstellung eines Mismatch Infarktkern/Penumbra.

Multiple Sklerose
- Junge Patienten
- Eher langsam in Stunden bis Tagen zunehmende Parästhesien
- Oft distal oder fleckförmig betonte Kribbelparästhesien wechselnder Intensität

Diagnostik: CMRT, MRT Myelon, evozierte Potenziale, Liquor.
Das MRT der Neuraxis zeigt auch bei klinischer Erstmanifestation häufig bereits zahlreiche Entmarkungsherde typischer Lokalisation und Konfiguration im Gehirn und zum Teil auch im Myelon. Mittels evozierter Potenziale lässt sich gegebenenfalls eine Beteiligung weiterer funktioneller Systeme nachweisen (vor allem im VEP). Im Liquor finden sich neben einer leichten Pleozytose meist schon früh im Krankheitsverlauf positive oligoklonale Banden und eventuell auch ein erhöhtes IgG.

Fokale sensible Anfälle
- Unabhängig vom Alter
- Rezidivierende, nur wenige Minuten anhaltende Symptomatik, die sich in sehr gleichartigem Ablauf wiederholt
- Oft langsame Ausbreitung der sensiblen Symptome („march of convulsion")

Diagnostik: neurologische Untersuchung, CMRT, EEG, Liquor.
Besteht der Verdacht auf fokale epileptische Anfälle, so ist eine umfassende neurologische Diagnostik erforderlich, da diese Art von Epilepsie fast immer symptomatisch, d. h. im Rahmen struktureller Hirnläsionen (insbesondere bei Tumoren) auftritt. TIA-artige oder anfallsartige sensible Symptome sind typisch für die kortikale superfizielle Siderose bei Amyloidangiopathie.

Migräne mit Aura

- Vorwiegend junge Patienten und überwiegend Frauen mit Migräne in der Anamnese bzw. auch der Familienanamnese
- Oft brachiofaziale, sich langsam ausbreitende Gefühlsstörungen über wenige Minuten (bis selten Stunden)
- Häufig begleitende oder vorausgehende Flimmerskotome
- Nachfolgende einseitige Kopfschmerzen mit den typischen vegetativen Begleitsymptomen

Diagnostik: neurologische Untersuchung, CMRT, Doppler- und Duplexsonografie, ggf. Liquor etc.
Beim ersten Auftreten einer Migräne mit Aura müssen alle vorgenannten DD sorgfältig ausgeschlossen werden, insbesondere in Fällen einer mutmaßlich migränös bedingten Symptomatik ohne eindeutigen Migränekopfschmerz („Migraine sans migraine"). In diesen Fällen bleibt die diagnostische Zuordnung auch nach umfassender neurologischer und internistischer Diagnostik nicht selten offen.

2.12 Akute Lähmung einer Körperseite

Durch die **Exploration** muss zunächst geklärt werden, ob es sich um eine Lähmung im engeren Sinne (Minderung der groben Kraft), eine Störung der Feinmotorik (wie bei einer zentralen Innervationsstörung oder einer Hypokinese) oder um eine koordinative Störung (wie bei Ataxie) handelt.

> **!** Häufig wird eine Lähmung vom Patienten als „Taubheit" bezeichnet oder im umgekehrten Fall eine Gefühlsstörung als „Lähmung". In jedem Fall ist ein genaues Nachfragen unerlässlich!

Untersuchung

Erster Blick

- Alter Patient → vaskuläres Ereignis
- Junger Patient → Migräne, Multiple Sklerose

Fragen

- Wie alt ist der Patient und welche Vorerkrankungen bestehen?
  - Alter Patient mit vaskulären Risikofaktoren → vaskuläres Ereignis
  - Junger Patient mit unauffälliger Anamnese → Migräne, Multiple Sklerose
- Wie rasch ist die Lähmung aufgetreten?
  - In Sekunden bis Minuten → zerebrale Ischämie, intrazerebrale Blutung, sensible Anfälle, Migräne mit Aura
  - Innerhalb von Tagen zunehmend → Multiple Sklerose, Neoplasie
- Handelte es sich um eine flüchtige Lähmung, die sich langsam ausbreitete und von Kopfschmerzen gefolgt wurde? → Migräne
- Ist die Lähmung nach einer Bewusstlosigkeit oder nach unwillkürlichen motorischen Entäußerungen aufgetreten? → Todd-Parese nach fokalem oder sekundär generalisiertem Anfall

Richtungsweisende Untersuchungsbefunde (▶ Kap. 1.3, ▶ Kap. 1.4, ▶ Kap. 1.6)

In der **neurologischen Untersuchung** sind zur genauen Einordnung der motorischen Störung neben einer Prüfung der groben Kraft besonders die Arm- und

Beinvorhalteversuche (Absinken und Pronation bei „latenter Parese“) sowie die Diadochokineseprüfung (Bradydiadochokinese bei zentraler Lähmung und hypokinetischem Syndrom) und die Zeigeversuche (grobe Störungen bei Ataxie und Dysmetrie) hilfreich.
Ist der Befund im Intervall wieder vollständig unauffällig? → Todd-Parese, TIA, Migräne

Lokalisation
Rein motorische Lähmungen mit gleichartiger und proximal betonter Störung an Armen und Beinen sprechen für eine lakunäre Schädigung im Hirnstamm oder im Marklager des Großhirns.
Sensomotorische distal betonte Lähmungen, u. U. mit typischem vaskulären Muster (brachiofazial betont = Versorgungsgebiet der A. cerebri media, beinbetont = Versorgungsgebiet der A. cerebri anterior), sprechen für eine kortikale Läsion.
Zusätzliche neuropsychologische Auffälligkeiten (Aphasie, Neglect) finden sich – in der Regel – nur bei kortikalen Läsionen.

2

Krankheitsbilder

- Zerebrale Ischämie
- Intrazerebrale Blutung
- Todd-Parese nach fokalen motorischen oder sekundär generalisierenden Anfällen
- Migräne mit Aura
- Hirntumor und Hirnmetastasen
- Multiple Sklerose

Zerebrale Ischämie
- Meist ältere Patienten mit Gefäßrisikofaktoren
- Meist akutes „apoplektiformes“ Auftreten in Minuten bis Stunden
- Oft typisches Verteilungsmuster:
  - Brachiofazial und distal betont bei Syndrom der A. cerebri media
  - Bein- und distal betont bei Syndrom der A. cerebri anterior
  - Proximal betont und proportioniert bei Läsionen im Bereich der Capsula interna oder des Hirnstamms
  - Rein motorisch bei sogenannten lakunären Syndromen

Intrazerebrale Blutung
- Patienten im mittleren und höheren Lebensalter mit Hypertonie
- Akutes „apoplektiformes“ Auftreten
- Häufig untypisches Verteilungsmuster der Paresen und Ausfallsymptome, ohne dass eine eindeutige Zuordnung zu einem vaskulären Versorgungsgebiet möglich ist
- Häufig bereits initiale Bewusstseinstrübung
- Häufig Kopfschmerzen

Die klinische Differenzierung von Ischämie und Blutung ist nicht mit hinreichender Sicherheit möglich, da kleinere intrazerebrale Hämatome Gefäßsyndrome imitieren und atypische, sehr ausgedehnte oder multiple ischämische Läsionen die „typische Klinik“ einer Blutung vortäuschen können!

Diagnostik: CCT/CMRT, CTA/MRA, Doppler- und Duplexsonografie, kardiologische (EKG, UKG etc.) und laborchemische Diagnostik.

Die Behandlung erfolgt so schnell als möglich in einer Klinik mit Stroke Unit. Bei Verdacht auf eine vaskuläre Ursache sollte zunächst ein CCT mit CTA durchgeführt werden, zu den Fragen Blutung/frühe Infarktzeichen/Verschluss eines großen Gefäßes. Falls rasch verfügbar, sind CMRT und MRA ggf. vorzuziehen wegen höherer Sensitivität bei Läsionen im Hirnstamm/Kleinhirn, zur Frage früher ischämischer Veränderungen und zur Darstellung eines Mismatch Infarktkern/Penumbra.

Fokale motorische oder sekundär generalisierende Anfälle

- Unabhängig vom Alter.
- Rezidivierende, meist nur wenige Minuten anhaltende Symptomatik in Form von rhythmischen Zuckungen oder einer tonischen Verkrampfung einer Hand, eines Armes, einer Gesichtshälfte oder einer Körperseite, die sich in sehr gleichartigem Ablauf wiederholt und oft von einer unterschiedlich lange persistierenden Schwäche der betroffenen Region gefolgt ist (postiktale Parese, Todd-Parese).
- Gelegentlich unklare Bewusstlosigkeiten mit anschließend bestehender (Todd-)Hemiparese (initial motorischer Anfall der postiktal paretischen Seite mit sekundärer Anfallsgeneralisierung).
- Oft langsame Ausbreitung der motorischen Symptome („march of convulsion" nach Jackson).

Diagnostik: neurologische Untersuchung, CMRT, EEG, Liquor.
Besteht der Verdacht auf fokale oder sekundär generalisierte epileptische Anfälle, so ist eine umfassende neurologische Diagnostik erforderlich, da diese Art von Epilepsie fast immer symptomatisch, d. h. im Rahmen struktureller Hirnläsionen (insbesondere bei Tumoren und nach Hirninfarkten bzw. Hirntraumen) oder einer akuten Hirnerkrankung (Enzephalitis etc.) auftritt.

Migräne mit Aura

- Vorwiegend junge Patienten mit Migräne in der Anamnese bzw. auch in der Familienanamnese
- Oft brachiofaziale, meist leichte Hemiparesen von wenigen Minuten (bis selten Stunden) Dauer
- Häufig begleitende oder vorausgehende Flimmerskotome
- Nachfolgende einseitige Kopfschmerzen mit den typischen vegetativen Begleitsymptomen (Übelkeit, Erbrechen)
- Sonderform: familiäre hemiplegische Migräne

Diagnostik: neurologische Untersuchung, CMRT, Doppler- und Duplexsonografie, ggf. Liquor etc.
Beim ersten Auftreten einer Migräne mit Aura müssen alle vorgenannten DD sorgfältig ausgeschlossen werden, insbesondere in Fällen einer mutmaßlich migränös bedingten Symptomatik ohne eindeutigen Migränekopfschmerz („Migraine sans migraine"). In diesen Fällen bleibt die diagnostische Zuordnung auch nach umfassender neurologischer und internistischer Diagnostik nicht selten offen.

Hirntumor und Hirnmetastasen

- Meist langsam einsetzende progrediente Symptomatik, die bei Einblutung oder Gefäßkompression aber auch „apoplektiform" auftreten kann
- Häufig Kopfschmerzen und Wesensänderung in der Anamnese
- Evtl. maligne Grunderkrankung bekannt

Multiple Sklerose

- Junge Patienten

- Nur selten primäre Manifestation als akute Hemiparese
- Meist Entwicklung über einige Tage
- Vorausgegangene Schübe? Optikusneuritis?

Weitere seltenere Ursachen:
- Vaskulär:
  - Sinus- und Hirnvenenthrombose
  - Aneurysmablutung
  - AV-Angiom
- Entzündlich:
  - Enzephalitis
  - Hirnabszess
- Vaskulär:
  - Primäre ZNS-Vaskulitis
  - Kollagenosen
  - Arteriitis temporalis
- Bei infektiös entzündlichen Krankheiten (z. B. Zoster, Lues)
- Traumatisch:
  - Contusio cerebri
  - Subdurales Hämatom
  - Epidurales Hämatom
- Degenerativ (?): chronisch subdurales Hämatom
- Zervikalmarkläsion
- Psychogen (sehr selten)

2.13 Akute Lähmung einer Hand

Untersuchung

Erster Blick
- Junger Patient → Migräne, MS, Radialisdruckschädigung, psychogene Lähmung
- Älterer Patient → Hirninfarkt

Fragen an den Patienten
- Unter welchen Umständen wurde die Lähmung bemerkt?
  - Morgens beim Aufstehen → Radialisdruckschädigung, Hirninfarkt
  - Unter Umständen nach einem Infekt → MS
  - Nach einem Anfall/Bewusstseinsverlust → postparoxysmale Lähmung
  - Vor dem Auftreten stärkerer Kopfschmerzen → Migräne
  - Nach einem seelisch belastenden Ereignis → psychogene Lähmung

Richtungsweisende Untersuchungsbefunde (▶ Kap. 1.3, ▶ Kap. 1.4, ▶ Kap. 1.5)
Eine periphere kann von einer zentralen Lähmung meist dadurch differenziert werden, dass die zentrale Lähmung – u. U. nur diskret – über das Versorgungsgebiet des peripheren Nerven hinausgeht und mit einer Bradydiadochokinese einhergeht. Zudem sind bei der zentralen Läsion gleichseitiges Bein und/oder Gesicht in der Regel meist leicht mitbetroffen. Eventuell finden sich bei zentralen Lähmungen abgeschwächte Bauchhautreflexe oder ein positives Babinski-Phänomen. Eine Radialisparese kann bei distaler Lokalisation ohne Sensibilitätsstörung bestehen. Bei Migräne und postiktaler Lähmung klingen die Symptome meist schnell wieder

ab. Typisch für eine psychogene Lähmung sind demonstratives Verhalten oder auffällige Differenz zwischen der Schwere der Funktionsstörung und der geringen subjektiven Beeinträchtigung.

- Bradydiadochokinese, Bauchhautreflexe abgeschwächt → zentrale Schädigung
- Zusätzliche Paresen Bein, Gesicht → zentrale Schädigung
- Fehlende Sensibilitätsstörung → distale Radialisläsion (motorische Systemerkrankung, Myopathie)
- Handschuhförmige Sensibilitätsstörung → zentrale Schädigung
- Gliedtopische Sensibilitätsminderung → psychogene Störung

Krankheitsbilder

- Radialisdruckschädigung
- Infarkt der A. cerebri media
- Migräne mit Aura
- Postiktale Lähmung
- Multiple Sklerose
- Psychogene Lähmung

Radialisdruckparese

- Meist nach dem Schlaf, häufig nach vorabendlichem Alkoholgenuss. Die Armposition während der Nacht (über der Bettkante, unter dem Schlafpartner, „Parkbanklähmung") kann die Druckschädigung erklären. Die Lähmung ist nicht schmerzhaft.
- Gelegentlich auch durch Druck nach Oberarmfrakturen verursacht.
- Paresen der Hand-, Finger- und Daumenstrecker. Eine Abschwächung des BRR spricht für eine Schädigung am Oberarm, ein abgeschwächter TSR für eine Schädigung in der Axilla.
- Sensibilitätsstörungen werden vom Patienten gelegentlich nicht bemerkt und sind nur bei gezielter Untersuchung des Radialisautonomgebietes festzustellen.

Diagnostik: NLG, EMG.
Mit der Elektroneurografie kann eine periphere Leitungsstörung relativ früh nachgewiesen werden. Sichere Aussagen über das Ausmaß der Nervenschädigung und die Prognose lassen sich mittels Elektromyografie nach etwa zwei Wochen machen. In manchen Fällen hat sich eine Druckparese dann bereits wieder gebessert oder zurückgebildet.

Ein EMG ist frühestens 14 Tage nach der Schädigung bei persistierenden Beschwerden sinnvoll!

Infarkt der A. cerebri media

- Tritt der Infarkt in Ruhe auf, spricht das eher für eine Thrombose, kommt es dagegen bei körperlicher Anstrengung zur Symptomatik, ist das eher ein Indiz für eine Embolie. Bei bestehendem Hypertonus kommen differenzialdiagnostisch Blutung, Makroangiopathie und Mikroangiopathie infrage. Ein manifester Diabetes lässt eher eine Mikroangiopathie erwarten. Drogen und die „Pille" können Gefäßschädigungen verursachen. Nach einem „Schleudertrauma" ist eine Dissektion der Halsgefäße eine gefürchtete Komplikation.

- Initial schlaffe Parese der Hand. Meist zumindest diskrete Zeichen einer Fazialis- oder einer Beinparese.
- Babinski-Phänomen meist frühzeitig positiv.
- Bei unklarer Zuordnung einer Handparese ist eine ipsilaterale Hemianopsie oder (bei rechtsseitiger Lähmung) eine Aphasie beweisend für einen Hemisphärenprozess.

Diagnostik: CCT/CMRT, CTA/MRA, Doppler- und Duplexsonografie, kardiologische (EKG, UKG etc.) und laborchemische Diagnostik.
Die Behandlung erfolgt so schnell als möglich in einer Klinik mit Stroke Unit. Bei Verdacht auf eine vaskuläre Ursache sollte zunächst ein CCT mit CTA durchgeführt werden, zu den Fragen Blutung/frühe Infarktzeichen/Verschluss eines großen Gefäßes. Falls rasch verfügbar, sind CMRT und MRA ggf. vorzuziehen wegen höherer Sensitivität bei Läsionen im Hirnstamm/Kleinhirn, zur Frage früher ischämischer Veränderungen und zur Darstellung eines Mismatch Infarktkern/Penumbra.

Migräne mit Aura

- Meistens sind jüngere Patienten betroffen. Frühere Kopfschmerzanfälle werden meist angegeben. Eine positive Familienanamnese ist typisch für eine Migräne.
- Bei der Untersuchung findet man eine zentrale Parese, gelegentlich mit Kribbelmissempfindungen, die maximal eine Stunde andauert.

> Eine Migräne mit Aura sollte wegen der nachfolgenden Kopfschmerzen mit vegetativen Begleiterscheinungen nicht mit einer TIA verwechselt werden!

Diagnostik: neurologische Untersuchung, CMRT, Doppler- und Duplexsonografie, ggf. Liquor etc.
Beim ersten Auftreten einer Migräne mit Aura müssen alle vorgenannten DD sorgfältig ausgeschlossen werden, insbesondere in Fällen einer mutmaßlich migränös bedingten Symptomatik ohne eindeutigen Migränekopfschmerz („Migraine sans migraine"). In diesen Fällen bleibt die diagnostische Zuordnung auch nach umfassender neurologischer und internistischer Diagnostik nicht selten offen.

Postiktale Parese

- Gelegentlich ist ein Anfallsleiden bereits bekannt. Nach nächtlichem Zungenbiss oder Urinabgang sollte gefragt werden, die Frage einer postparoxysmalen Umdämmerung sollte fremdanamnestisch geklärt werden.
- Initial positives Babinski-Phänomen als Ausdruck einer zentralen Funktionsstörung.
- Meist sensomotorische, armbetonte Hemiparese.

Diagnostik: EEG, MRT.
Bei erstmaligem Ereignis und DD Hirninfarkt (Stroke Mimic) ist eine umfassende Diagnostik erforderlich (s. o.). Im EEG lassen sich meist ein Herd und (weniger häufig) epilepsietypische Potenziale nachweisen.

Multiple Sklerose

- Manchmal frühere Schübe mit Sehstörungen, Ataxie, Blasenstörungen, Sensibilitätsstörungen oder Gangstörungen erfragbar
- Papillenabblassung, Augenmotilitätsstörungen, Ataxie, Spastik und Sensibilitätsstörungen möglich

Diagnostik: CMRT, MRT Myelon, evozierte Potenziale, Liquor.
Das MRT der Neuraxis zeigt auch bei klinischer Erstmanifestation häufig bereits zahlreiche Entmarkungsherde typischer Lokalisation und Konfiguration im Gehirn und zum Teil auch im Myelon. Mittels evozierter Potenziale lässt sich gegebenenfalls eine Beteiligung weiterer funktioneller Systeme nachweisen (vor allem im VEP). Im Liquor finden sich neben einer leichten Pleozytose meist schon früh im Krankheitsverlauf positive oligoklonale Banden und eventuell auch ein erhöhtes IgG.

Psychogene Lähmung

- Manifestation oft nach Psychotrauma oder akuter psychischer Belastung.
- Zum Teil dramatische Schilderung der Beschwerden. Oft Diskrepanz zwischen geringer subjektiver Beeinträchtigung und scheinbar schwerem Funktionsausfall.
- Wechselnd ausgeprägte Paresen ohne Atrophie oder Tonusveränderung.
- Normale Muskeleigenreflexe und fehlende pathologische Reflexe.
- Falls Sensibilitätsstörungen angegeben werden, betreffen sie meistens die gesamte Extremität oder sind genau in der Mittellinie begrenzt.
- Ein neuroanatomische Zuordnung ist in der Regel nicht möglich.

Diagnostik: Nach Ausschluss einer somatischen neurologischen Erkrankung sollte man sich bemühen, die als gestört demonstrierte Funktion klinisch nachzuweisen, ohne dabei den Patienten bloßzustellen.

Weitere Ursachen und Differenzialdiagnosen

- Mechanisch:
  - Trauma mit Schmerzen bzw. sympathischer Reflexdystrophie
  - Sehnenabriss
  - Plexusanästhesie
- Neoplastisch: Metastase im unteren Armplexus/Pancoast-Tumor
- Metabolisch: Porphyrie
- Toxisch: Bleiintoxikation

2.14 Akute Fußheberparese

Untersuchung

Erster Blick

- Junger Patient → ischämische Muskelnekrose
- Schonhaltung → lateraler Bandscheibenvorfall
- Schlechter Allgemeinzustand → Beckenprozess

Fragen an den Patienten

- Bei welchem Anlass wurde die Parese bemerkt?
  - Nach Hexenschuss? → lateraler Bandscheibenvorfall
  - Nach Unterschenkelgips oder länger übereinandergeschlagenen Beinen → Druckschädigung im Bereich des Fibulaköpfchens
  - Nach intraglutaealer Injektion? → Spritzenlähmung
  - Nach langer Wanderung oder Unterschenkeltrauma → ischämische Muskelnekrose
  - Ohne Anlass? → Hirntumor, amyotrophische Lateralsklerose

Welche zusätzlichen Beschwerden bestehen?

- Schmerzen? → lateraler Bandscheibenvorfall, diabetische Polyneuropathie, Beckenprozess, Spritzenlähmung, ischämische Muskelnekrose
- Sensibilitätsstörungen? → periphere Nervendruckschädigung, Beckenprozess, lateraler Bandscheibenvorfall, Polyneuropathie
- Psychische Veränderungen? → Hirntumor, Hirninfarkt

Richtungsweisende Untersuchungsbefunde (▶ Kap. 1.3, ▶ Kap. 1.4, ▶ Kap. 1.5, ▶ Kap. 1.7)

Die Reflexprüfung ermöglicht zunächst die Einordnung als periphere oder zentrale Schädigung. Das Verteilungsmuster der Parese(n) lässt bei peripheren Störungen in der Regel eine weitere lokalisatorische Eingrenzung zu. Entsprechen zusätzlich Sensibilitätsstörungen und trophische Störungen dem nach Reflex- und Paresenbefund angenommenen lokalisatorischen Muster, ist die Diagnose zu stellen. Bei unklaren Befunden ist eine zentrale Läsion wahrscheinlicher.

- Triceps-surae-Reflex:
  - Abgeschwächt → periphere Schädigung, die über den N. peronaeus hinausgeht (N. ischiadicus, Plexus lumbosacralis, Wurzeln L5 und S1)
  - Gesteigert → zentrale Schädigung
- Zusätzliche Paresen:
  - Fußsenker → Ischiadikusläsion, S1-Schädigung
  - Glutaeus medius → L5-Schädigung
  - Glutaeus maximus → S1-Schädigung
- Zirkumduktion des Beines → zentrale Parese
- Trockene Fußsohle → Läsion vegetativer Fasern bei peripherer Nervenschädigung (Plexus lumbosacralis, N. ischiadicus)

> Eine trockene Fußsohle bei ipsilateraler Lumboischialgie spricht gegen eine radikuläre Schädigung!

- Sensibilitätsstörungen:
  - Großzehe → L5-Syndrom
  - Ganze Fußsohle → Ischiadikusläsion
  - Strumpfförmig → Plexusläsion, zentrale Läsion
  - Beidseits strumpfförmig → Polyneuropathie, spinaler Prozess
- Bewegungseinschränkung der LWS → Bandscheibenvorfall

Krankheitsbilder

- Lateraler Bandscheibenvorfall
- Periphere Nervenschädigung
- Diabetische Neuropathie
- Beckenprozess
- Spritzenlähmung
- Ischämische Muskelnekrose
- Hirninfarkt
- Hirntumor

Lateraler Bandscheibenvorfall

- Besonders Rückenschmerzen im Bereich der LWS, die ins Bein ausstrahlen. Meist anamnestisch bereits rezidivierende Lumboischialgien.
- Beginn häufig beim Aufrichten oder schweren Heben, gelegentlich auch subakut.
- Bei der Untersuchung findet sich eine Bewegungseinschränkung der LWS. Das Schober-Zeichen ist pathologisch. Ein positives Lasègue-Phänomen lässt sich bei L5- und/oder S1-Schädigung nachweisen. Paresen der Mm. extensor hallucis longus und glutaeus medius sprechen für eine L5-Schädigung. Eine Abschwächung des TPR ist nur im Seitenvergleich verwertbar. Bei einer S1-Schädigung sind der Fußsenker, die kleinen Zehenmuskeln und der M. glutaeus maximus paretisch. Eine TSR-Abschwächung fehlt dabei fast nie.
- Eine Harnretention kann Hinweis auf eine Kaudaschädigung sein, ist aber wesentlich häufiger medikamentös bedingt.

Diagnostik: CT/MRT der LWS.
Der Nachweis eines Bandscheibenvorfalls in den bildgebenden Untersuchungen ist nur dann klinisch relevant, wenn die klinischen Ausfälle dem radiologischen Befund entsprechen.

> Bandscheibenvorfälle lassen sich häufig auch bei beschwerdefreien Personen nachweisen. Die Indikation zu einer Operation ergibt sich – wenn überhaupt – aus der Kongruenz der neurologischen Ausfälle und des radiologischen Befundes!

Periphere Nervenschädigung

- Häufig treten Fußheberlähmungen auf, wenn der N. peronaeus am Fibulaköpfchen durch Druck geschädigt wird (Unterschenkelgips, Arbeiten in der Hocke, langes Sitzen mit übereinandergeschlagenen Beinen). Die Diagnose ergibt sich aus Anamnese und Befund.
- Eine sensible Störung an der Fußsohle, ein Ausfall des ASR und/oder eine Parese der Fußsenker sprechen für eine über den N. peronaeus hinausgehende Schädigung.
- Ischiadikusschädigungen treten gelegentlich bei Oberschenkelfrakturen, neoplastischen Prozessen im Beckenbereich oder nach intraglutealen Injektionen auf. Sie sind meist von Schmerzen und Parästhesien begleitet.
- Von einem Massenprolaps mit Schädigung der Wurzeln L5 und S1 können sie u. a. dadurch differenziert werden, dass bei radikulären Schädigungen nie eine Schweißsekretionsminderung der Fußsohle auftritt.

> Ischiadikusläsionen werden – bei im Vordergrund stehender Fußheberschwäche – oft als „Peronaeusparesen“ fehldiagnostiziert!

Diagnostik: NLG, EMG, MRT LWS (Becken, Bein etc.), MR-Neurografie, ggf. Liquor.
Meist lässt sich die Diagnose klinisch stellen. Mittels Elektroneurografie und Elektromyografie lassen sich Lokalisation und Ausmaß des Schadens sowie die Prognose eingrenzen. Falls Diagnose und Prozedere damit noch nicht geklärt sind, erfolgt die weitere Diagnostik (s. o.).

Diabetische/alkoholische Polyneuropathie

- Nicht selten ist ein Diabetes bis zum Nachweis einer Polyneuropathie nicht bekannt.
- Im Rahmen einer Alkoholkrankheit tritt eine Polyneuropathie meist erst auf, wenn sich aus dem klinischen Aspekt und den Laborwerten deutliche Hinweise auf das Grundleiden ergeben.
- Schmerzen und Missempfindungen in den Füßen und Unterschenkeln werden regelmäßig initial auf „Durchblutungsstörungen" zurückgeführt.
- Im klinischen Befund weisen abgeschwächte Triceps-surae-Reflexe, vermindertes Vibrationsempfinden an den Malleolen und trophische Störungen an den Füßen auf eine Polyneuropathie hin.

> - Alkoholische Polyneuropathie – feuchte Füße
> - Diabetische Polyneuropathie – trockene Füße

Diagnostik: Laborwerte, EMG, NLG.
Die Laborwerte sind richtungsweisend. Die elektrophysiologischen Untersuchungen können Ausmaß und Ausdehnung der Polyneuropathie nachweisen. Bei extrem verlangsamten Nervenleitgeschwindigkeiten muss eher an entzündliche oder hereditäre Polyneuropathien gedacht werden.

Beckenprozess

- Bei raumfordernden Prozessen im kleinen Becken treten zuerst Schmerzen und/oder Sensibilitätsstörungen auf, dann die Parese. Gelegentlich ist die Beinplexusschädigung erstes Symptom der Erkrankung.
- Bei akuter Symptomatik an retroperitoneales Hämatom durch Trauma und/oder Antikoagulanzienbehandlung denken.

> Fußheberparese durch retroperitoneales Hämatom (Antikoagulanzien, Trauma) → Indikation für chirurgische Ausräumung klären.

- Paresen in den Fußhebern sind meist besser nachweisbar als in den Fußsenkern. Zusätzliche Paresen der Kniebeuger und Abschwächung des TSR sprechen für eine untere, Paresen der Hüftbeuger und Abschwächung des QR für eine obere Plexusläsion.
- Eine Schweißsekretionsstörung der Fußsohle ist beim Betasten durch Seitenvergleich in der Regel erkennbar. Bei länger bestehender Schädigung der vegetativen Fasern sind trophische Störungen der Fußnägel möglich.

Diagnostik: EMG, NLG, MRT Becken, MR-Neurografie, Schweißtest.
Mittels Elektroneurografie und Elektromyografie lassen sich Lokalisation und Ausmaß des Schadens sowie die Prognose eingrenzen. Bei Verdacht auf ein retroperitoneales Hämatom muss umgehend eine bildgebende Diagnostik durchgeführt werden. Größere Blutungen im Retroperitonealraum lassen sich gelegentlich bereits mit der Abdomensonografie nachweisen. In der Regel ist das MRT unverzichtbar. Ein Schweißtest kann in unklaren Fällen bei der Lokalisation hilfreich sein.

Spritzenlähmung

- Typisch ist ein Sofortschmerz mit Parästhesien noch während der Injektion.
- Paresen werden in der Regel erst später bemerkt, wobei die Fußheber meist schwerer betroffen sind als die Fußsenker.

- Bei der Untersuchung ist die TSR-Abschwächung kaum hilfreich zur Abgrenzung gegen ein S1-Syndrom.
- Beweisend sind die Sensibilitätsstörung im Autonomgebiet des N. ischiadicus und eine Schweißsekretionsminderung unter der Fußsohle.

Diagnostik: EMG, NLG, Schweißtest, MRT Becken/Glutealregion.
Mittels Elektromyografie und Elektroneurografie kann eine Ischiadikusschädigung in der Regel gut von einer Wurzelläsion differenziert werden. Der Schweißtest ist nur in Zweifelsfällen erforderlich. Ein MRT des Beckens und der Glutealregion wird empfohlen, um ein größeres Hämatom, das den Nerven komprimiert, auszuschließen und zur Klärung der Indikation einer operativen Entlastung.

2

> Bei Verdacht auf eine injektionsbedingte Schädigung des N. ischiadicus ist eine exakte Dokumentation aus forensischen Gründen erforderlich!

Ischämische Muskelnekrose („Kompartmentsyndrom")

- Abnorme Belastung (langer Marsch) oder lokales Trauma (Tritt vor das Schienbein beim Fußball) in der Anamnese.
- Schmerzhafte Schwellung der Unterschenkelvorderseite. Der Puls der A. dorsalis pedis ist nicht tastbar. Die Fußheberlähmung nimmt im Verlauf zu.

Diagnostik: lokale Sonografie, EMG.
Sonografisch kann die Muskelschwellung nachgewiesen werden. Elektromyografisch ist das Fehlen von Einstichaktivität kennzeichnend.

> Bei typischer Anamnese und entsprechendem klinischen Befund darf die notwendige Faszienspaltung nicht durch weitere Diagnostik verzögert werden!

Zerebrale Ischämie

- Typisch ist ein plötzliches Auftreten. Meist sind Hypertonus und Diabetes aus der Vorgeschichte bekannt.
- Der Tonus des paretischen Beines ist zunächst schlaff. Ein Babinski-Phänomen ist jedoch fast immer sofort nachweisbar. Eine Reflexsteigerung tritt erst nach Tagen auf. Sensibilitätsstörungen finden sich nicht regelmäßig. Eine – wenn auch geringe – Störung der gleichseitigen Armmotorik beweist die zentrale Läsion.

Diagnostik: CCT/CMRT, CTA/MRA, Doppler- und Duplexsonografie, kardiologische (EKG, UKG etc.) und laborchemische Diagnostik.
Ein isolierter Infarkt der A. cerebri anterior lässt sich im CCT meist erst nach Tagen nachweisen. Die „Frühzeichen" sind hier unzuverlässig. Im CMRT lassen sich ein Anteriorinfarkt und auch lakunäre Infarkte besser darstellen.

> Isolierte Infarkte der A. cerebri anterior sind selten, lakunäre Infarkte häufig!

Hirntumor

- Gelegentlich „apoplektischer Beginn" der Symptomatik. Meist sind aber zumindest fremdanamnestisch bereits vorher psychopathologische Auffälligkeiten nachweisbar

- Beinbewegung insgesamt plumper. Der TSR ist in der Regel bereits gesteigert. Sensibilitätsstörungen sind – falls vorhanden – unscharf begrenzt.
- Antriebsminderung oder Wesensänderung weisen auf eine frontale Läsion hin.

> Ein Hirntumor kann durch Kompression eines Gefäßes oder Einblutung „apoplektisch" beginnen!

2

Diagnostik: CMRT, CCT, EEG etc.
Die Diagnose wird durch das CMRT mit Kontrastmittel gestellt. Bei speziellen Fragestellungen (knöcherne Läsionen etc.) und zur Planung der Operation oder der stereotaktischen Biopsie erfolgt ggf. noch ein CCT. Das EEG spielt bei der Diagnostik eines Hirntumors keine Rolle und ist lediglich zur Beurteilung einer symptomatischen Epilepsie erforderlich.

Weitere Ursachen
- Entzündlich:
  - Zoster-Radikulitis
  - Multiple Sklerose
  - Poliomyelitis
- Degenerativ:
  - Amyotrophische Lateralsklerose
  - Myotone Dystrophie
- Vaskulär:
  - Polyneuropathie vom Multiplex-Typ
  - Spinale Durchblutungsstörung
- Traumatisch:
  - Wirbelsäulen- oder Beckenfraktur
  - Schädel-Hirn-Trauma (Mantelkante)
- Epileptisch: postiktale Lähmung

2.15 Akute proximale einseitige Beinschwäche

Bei kommunikationsgestörten geriatrischen Patienten ist zunächst zu klären, ob es sich um eine orthopädisch-unfallchirurgische oder um eine neurologische Problematik handelt.
So deutet eine schmerzhaft fixierte Fehlstellung des betroffenen Beines auf eine Hüftgelenksluxation und eine vermehrte Hüftaußenrotation bei bewegungsabhängigem Hüftschmerz auf eine Femurfraktur hin. Nicht selten werden diese Krankheitsbilder als beinbetonte Hemiparesen oder proximale Beinparesen verkannt!

Untersuchung

Fragen
- Bestanden oder bestehen Rückenschmerzen mit Ausstrahlung in das betroffene Bein? → Wurzelschaden L3 oder L4 bei degenerativer LWS-Erkrankung
- Bestanden nächtlich betonte, reißende Schmerzen? Liegt ein Diabetes mellitus vor? → diabetische Amyotrophie
- Ist die Parese schmerzlos aufgetreten und ist der Patient mit Antikoagulanzien vorbehandelt? → Psoashämatom

Richtungsweisende Untersuchungsbefunde (▶ Kap. 1.3, ▶ Kap. 1.4, ▶ Kap. 1.5)
In der Regel handelt es sich um periphere proximale Beinparesen. In der Untersuchung müssen beinbetonte Hemiparesen, einseitig und beinbetonte Tetraparesen und (sehr ungewöhnliche) zentrale proximal betonte Beinparesen abgegrenzt werden.

- Welche Muskeln sind betroffen?
- Liegt eine Sensibilitätsstörung vor und wie ist deren Verteilung?
- Welche Reflexe sind ausgefallen?
- Liegt eine ausgeprägte Muskelatrophie bei ganz überwiegend motorischer Störung ohne eindeutige radikuläre Zuordnung vor? → diabetische Amyotrophie

Lokalisation
Eine periphere proximale Lähmung kann durch eine Läsion der peripheren Nerven (N. femoralis) des Plexus lumbalis, der Radices L2 bis L4 und schließlich (selten!) der Vorderhornzellen des Myelons auf Höhe L2 bis L4 bedingt sein.

Krankheitsbilder

- Wurzelschaden L3 oder L4 bei degenerativer LWS-Erkrankung
- Diabetische Amyotrophie
- N.-femoralis-Schaden bei Psoashämatom
- Lumbale idiopathische Plexusneuritis

Wurzelschaden L3 oder L4 bei degenerativer LWS-Erkrankung

- Eher jüngere, körperlich aktive Patienten
- Mit bewegungs- und lageabhängigem Kreuzschmerz einhergehend, der in den proximalen Oberschenkel ausstrahlt
- Schmerzprovokation bei Überstreckung der Hüfte („umgekehrter Lasègue")
- Überwiegend Schwäche der Hüftbeugung und Adduktion (L3)
- Überwiegend Schwäche der Oberschenkelstreckung (L4)
- Dermatombezogene Hypalgesie am medialen Oberschenkel (L3) oder am medialen Unterschenkel (L4)
- Abschwächung/Ausfall des Quadrizepsreflexes (L4)

Diagnostik: LWS-MRT, MR-Neurografie, Myelo-CT, Elektrophysiologie, Liquoruntersuchung.
Bei deutlichen Paresen ist ein rasches LWS-MRT oder Myelo-CT indiziert, um operationswürdige Befunde – meist mediolaterale Bandscheibenvorfälle – darzustellen. Ist bei leichten Paresen keine Operationsindikation gegeben, werden bei konservativer Behandlung bandscheibenbedingter Radikulopathien oft gute Ergebnisse erzielt.
Atypische Wurzelschäden sollten an entzündliche (Borreliose, Zoster) oder neoplastische (Neurinom etc.) Prozesse denken lassen und frühzeitig weitergehend untersucht werden (LWS-MRT, MRT Becken, Elektrophysiologie, Liquoruntersuchung).

Diabetische Amyotrophie

- Meist ältere Patienten mit leichterem Diabetes mellitus
- Mit heftigem Oberschenkelschmerz beginnende, in wenigen Tagen sich entwickelnde, schlaffe proximale Beinparese, gelegentlich beidseitig
- Paresen von Hüftbeugern, Adduktoren, Kniestreckern in unterschiedlicher Ausprägung
- Geringe Hypalgesie im ventralen Oberschenkel

- Ausfall des Patellarsehnenreflexes
- Gute spontane Rückbildung in Wochen bis Monaten

Lumbale Plexusneuritis
- Ähnlich dem Bild der diabetischen Amyotrophie
- Meist ohne fassbare Ursachen, gelegentlich para- oder postinfektiös oder als ischämische Plexopathie

N.-femoralis-Schaden
- Schmerzen und Taubheitsgefühl an der Vorderseite des Oberschenkels, über dem Knie und an der Innenseite der Unterschenkels (N. saphenus)
- Lähmung von Hüftbeugung und Kniestreckung
- Ausfall des Quadrizepsreflexes
- Häufig bei retroperitonealer Einblutung im Rahmen einer Antikoagulanzientherapie

Weitere seltenere Ursachen
- Einseitiges Mantelkantensyndrom bei zerebralem Prozess
- Unvollständiges Querschnittssyndrom oder Kaudasyndrom bei spinalen Prozessen
- Asymmetrische schlaffe Parese bei Poliomyelitis
- Radikuläre Läsionen bei:
  - Neurinomen
  - Meningeomen
  - Meningeosis carcinomatosa
  - Borreliose
  - Zoster
- Plexusaffektion bei retroperitonealen malignen Prozessen.

2.16 Akute beidseitige Beinschwäche

Untersuchung

Erster Blick
- Kind, junger Erwachsener → MS, Querschnittsmyelitis bei NMO
- Erwachsener mit Schonhaltung der Wirbelsäule → Bandscheibenvorfall
- Älterer Patient → spinale Durchblutungsstörung, Myositis
- Patient kann sich nicht aus dem Sitzen aufrichten → Polyneuritis, Myositis

Fragen an den Patienten
- Wie schnell entwickelten sich die Beschwerden?
  - Innerhalb von Sekunden bis Minuten → spinale Durchblutungsstörung, medialer Bandscheibenvorfall
  - Innerhalb von Stunden bis Tagen → Polyneuritis, Querschnittsmyelitis, Multiple Sklerose
  - Innerhalb von Tagen bis Wochen → Rückenmarkstumor, Myositis
- Welche zusätzlichen Beschwerden bestehen?
  - Schmerzen → medialer Bandscheibenvorfall, Myositis
  - Blasenstörung → medialer Bandscheibenvorfall, Querschnittsmyelitis, Rückenmarkstumor, Multiple Sklerose
  - Sensibilitätsstörungen → Rückenmarkstumor, spinale Durchblutungsstörung, Multiple Sklerose, Querschnittsmyelitis

Richtungsweisende Untersuchungsbefunde (▶ Kap. 1.3, ▶ Kap. 1.4, ▶ Kap. 1.5, ▶ Kap. 1.7)

Bei Kindern und Jugendlichen ist eine Querschnittsmyelitis häufigste Ursache einer Paraparese, Erwachsene erkranken wahrscheinlicher durch einen MS-Schub oder einen medialen Bandscheibenvorfall, ältere Menschen vorwiegend durch spinale Metastasen oder Durchblutungsstörungen. Bei der Untersuchung sprechen gesteigerte Reflexe an den Beinen für eine spinale Raumforderung. Eine Blasenstörung ist bis zum Beweis des Gegenteils Hinweis für eine spinale Läsion.

2

Abgeschwächte Reflexe beweisen eine Schädigung der Nerven oder Muskeln. Proximale Paresen sind typisch für eine Polyneuritis, während dissoziierte Sensibilitätsstörungen auf einen intraspinalen vaskulären oder raumfordernden Prozess hinweisen.

- Beinreflexe:
  - Abgeschwächt → Polyneuritis, Myositis
  - Gesteigert → Rückenmarksprozess
- Paresen:
  - Proximal → Myositis, Polyneuritis
  - Distal → medialer Bandscheibenvorfall
- Sensibilitätsstörungen: dissoziiert → intraspinaler Prozess
- Blasenstörungen → spinaler Prozess, Kaudaschädigung

Krankheitsbilder

- Spinale Raumforderung
- Multiple Sklerose/Querschnittsmyelitis
- Medialer Bandscheibenvorfall der LWS
- Idiopathische Polyneuritis (GBS)
- Querschnittsmyelitis
- Spinale Durchblutungsstörung
- Myositis

Spinale Raumforderung

- Trauma und/oder Antikoagulanzienbehandlung in der Anamnese können Hinweise auf eine raumfordernde Blutung sein; bakterieller Infekt oder Endokarditis sprechen eher für einen spinalen Abszess.
- Rückenschmerzen sind nicht obligat, radikuläre Schmerzen sind Ausdruck einer extramedullären Raumforderung.
- Bei Entzündung oder Destruktion ist die Wirbelsäule lokal klopfschmerzhaft.
- Eine Spastik der Beine spricht gegen einen ganz akuten Prozess.
- Blasenstörungen fehlen selten. Die Bestimmung einer sensiblen Obergrenze kann unzuverlässig sein.

Diagnostik: Rö-Wirbelsäule, spinales MRT, Tibialis-SEP, Liquor.
Destruktionen oder Erweiterungen der Foramina intervertebralia können im Röntgen-Nativbild erkannt werden. Aufnahmen der BWS und HWS werden selbst bei unauffälliger LWS meist nicht durchgeführt. Auch das MRT der LWS reicht nicht zum Ausschluss einer spinalen Raumforderung. Möglichst soll klinisch entschieden werden, in welcher Höhe bildgebende Diagnostik durchgeführt werden muss.

Auch ein zervikaler Prozess kann mit Symptomen an den Beinen beginnen, da die Bahnen für die untere Extremität im Rückenmark außen liegen. Es ist deshalb nicht ausreichend, bei Beinparesen nur die LWS zu untersuchen!

Multiple Sklerose/Querschnittsmyelitis (NMO)

- Meist jüngere Patienten, häufiger Frauen, anamnestisch oft Schübe in der Anamnese. Gelegentlich Infekt vor dem Schub.
- Schmerzen stehen in der Regel nicht im Vordergrund.
- Initial schlaffe Paraparese mit früh nachweisbaren Pyramidenbahnzeichen. Bauchhautreflexe meist nicht auslösbar.
- Eine hochgradige Paraparese und ggf. vorausgegangene Optikusneuritiden sprechen für eine Querschnittsmyelitis bei Neuromyelitis optica (NMO).
- Leichtere, sensibel betonte Querschnittssyndrome mit Doppelbildern, Nystagmus, Ataxie oder zerebellärer Dysarthrie in der Anamnese oder bei der Untersuchung machen die Diagnose einer MS wahrscheinlich.

Diagnostik: MRT Gehirn und Rückenmark, evozierte Potenziale, Liquoranalyse etc. Bei einer Querschnittsmyelitis bei NMO besteht meist ein schweres Querschnittssyndrom mit einer Myelonläsion über mehrere Segmente und positiven Aquaporin-4-Antikörpern.
Auch bei klinischer Erstmanifestation einer MS zeigt das MRT der Neuraxis häufig bereits zahlreiche Entmarkungsherde typischer Lokalisation und Konfiguration im Gehirn und zum Teil auch im Myelon. Mittels evozierter Potenziale lässt sich gegebenenfalls eine Beteiligung weiterer funktioneller Systeme nachweisen (vor allem im VEP). Im Liquor finden sich neben einer leichten Pleozytose meist schon früh im Krankheitsverlauf positive oligoklonale Banden und eventuell auch ein erhöhtes IgG.

> Die Multiple Sklerose ist eine der häufigsten Erkrankungen des zentralen Nervensystems, die NMO ist deutlich seltener!

Medialer Bandscheibenvorfall

- Meist bestanden bereits früher LWS-Beschwerden.
- Im Vordergrund steht meist der beidseitige lumboischialgiforme Schmerz. Er verstärkt sich beim Husten und Niesen.
- Pathologisches Schober-Zeichen als Ausdruck der „Lendensteifigkeit".
- Triceps-surae-Reflexe können beidseits abgeschwächt oder erloschen sein.
- Variable Paresen der Fuß- und Zehensenker (gegebenenfalls auch der Fuß- und Zehenheber) und der Glutealmuskulatur bds.
- Sphinkterlähmung.

> Die Prognose der Sphinkterlähmung ist abhängig von einer schnellen Operation!

Diagnostik: MRT LWS, Elektrophysiologie.
Im seitlichen MRT-Bild ist der mediale Bandscheibenvorfall besonders leicht zu erkennen.

> Beim Bandscheibenvorfall wird der Schmerz im Liegen meist besser, beim spinalen Tumor schlimmer!

Idiopathische Polyneuritis (GBS)

- Häufig geht ein grippaler Infekt voraus. Infektionen mit Epstein-Barr-Virus, Zytomegalie, Campylobacter jejuni, Mykoplasma pneumoniae, Masern, Varizellen sind typisch.

- Oft treten initial Kribbelparästhesien der Extremitäten auf.
- Reflexe abgeschwächt oder ausgefallen. Proximale Paresen äußern sich z. B. darin, dass die Patienten sich nicht vom Stuhl erheben können. Die Paresen können innerhalb von Stunden massiv zunehmen.

Diagnostik: Liquor, Elektroneurografie, Atemzugvolumen, EKG-Monitoring. Der Liquor kann initial noch normal sein. Typisch ist ein erhöhtes Eiweiß bei normaler Zellzahl. Elektroneurografisch kann man in manchen Fällen schon früh verzögerte F-Wellen nachweisen. Obligat ist die Bestimmung des Atemzugvolumens, da der Prozess innerhalb von Stunden die Atemmuskulatur befallen und eine Beatmung erforderlich machen kann.

> 20 % der Patienten mit Polyneuritis werden beatmungspflichtig!

Spinale Durchblutungsstörung

- Anamnestisch meist intermittierende radikuläre Schmerzen
- Initial beidseitige Hüftschmerzen oder von den Füßen ansteigende Schmerzen; innerhalb von Sekunden bis Minuten entwickelt sich eine Paraparese
- Initial schlaffe Paraparese
- Sensibilitätsstörung für Schmerz- und Temperatur mit Aussparung des Sakralbereiches
- Bereits bei Beginn der Symptomatik Harn- und Stuhlinkontinenz

Diagnostik: MRT Spinalkanal, Liquoranalyse, Oberbauchsonografie, spinale Angiografie.
Mittels MRT wird eine spinale Raumforderung ausgeschlossen, eventuell lässt sich eine ischämische Läsion im Myelon darstellen. Auch der Liquor sollt zum Ausschluss einer entzündlichen Erkrankung bei DD Myelitis analysiert werden. In der Oberbauchsonografie kann gelegentlich ein Aortenaneurysma als Ursache der spinalen Ischämie nachgewiesen werden. Eine spinale Angiografie ist bei Verdacht auf eine Gefäßfehlbildung indiziert.

Akute Myositis

- In Anschluss an einen fieberhaften Infekt auftretende Muskelschmerzen
- Meist proximale Paresen bei erhaltenen Reflexen und ungestörter Sensibilität

Diagnostik: Labor (CK), EMG.
Typisch ist eine deutliche CK-Erhöhung im Serum. Elektromyografisch lassen sich etwa nach zwei Wochen Zeichen einer floriden Myositis nachweisen. Differenzialdiagnostisch muss eine akute toxische Rhabdomyolyse (Alkohol, Statine etc.) erwogen werden.

Weitere Ursachen

- Traumatisch:
  - Wirbelsäulentrauma mit spinalem Schock
  - Spinale Blutung (traumatisch, Antikoagulanzien)
- Medikamentös:
  - Kortikoide, Lipidsenker
  - Intrathekale Injektionen
- Vaskulär: Operationen mit Abklemmung der Aorta

2.17 Akute Kribbelparästhesien der Füße

Untersuchung

Erster Blick

- Blässe, schlechter Allgemeinzustand → funikuläre Spinalerkrankung, paraneoplastische Polyneuropathie
- Fallfuß beidseits → Polyneuropathie, Kaudatumor
- Lendensteife → Lumbalkanalstenose

Fragen an der Patienten

- Rückenschmerzen → Lumbalkanalstenose, (Rückenmarkstumor)
- Zunahme der Missempfindungen beim Gehen → Lumbalkanalstenose
- Magenerkrankung → funikuläre Spinalerkrankung
- Gewichtsabnahme → paraneoplastische Polyneuropathie
- Blasenstörungen → Rückenmarkstumor
- Erektionsstörungen → Konus-/Kaudatumor, Polyneuropathie
- Anamnestisch andere neurologische Störungen → MS

Richtungsweisende Untersuchungsbefunde (▸ Kap. 1.3, ▸ Kap. 1.4, ▸ Kap. 1.5, ▸ Kap. 1.7)

Häufigste Ursache ist eine Polyneuropathie, die klinisch bei abgeschwächten Reflexen und Sensibilitätsstörungen an den Füßen erkennbar ist. Dieselben Zeichen können auch bei einem engen lumbalen Spinalkanal nachweisbar sein. Bei der Differenzierung hilft das pathologische Schober-Zeichen beim engen lumbalen Spinalkanal. Ein Babinski-Phänomen spricht eher für einen spinalen Prozess im Sinne einer funikulären Spinalerkrankung oder eine Raumforderung. Blasenstörungen sind bis zum Beweis des Gegenteils Hinweise auf eine spinale Raumforderung. Eine Störung von Lage- und Vibrationsempfindung bei ungestörter Schmerz- und Temperaturwahrnehmung spricht für eine Hinterstrangläsion im Sinne einer funikulären Spinalerkrankung oder eine Polyneuropathie mit Betonung der großkalibrigen Fasern.

- Reflexe:
  - Abgeschwächt → Polyneuropathie, enger lumbaler Spinalkanal, funikuläre Spinalerkrankung
  - Gesteigert → spinaler Prozess, funikuläre Spinalerkrankung, MS
- Fußheberparesen → Polyneuropathie, enger lumbaler Spinalkanal, spinaler Prozess
- Blasenstörung → spinale Raumforderung, MS
- Strumpfförmige Sensibilitätsstörungen → Polyneuropathie
- Störung der Tiefensensibilität → funikuläre Spinalerkrankung, MS

> Ursache einer Harnretention können neben einer spinalen Raumforderung auch Medikamentennebenwirkungen sein!

Krankheitsbilder

- Polyneuropathie/Polyneuritis
- Lumbalkanalstenose
- Spinale Arachnopathie
- Funikuläre Spinalerkrankung
- Spinaler Tumor

2

Polyneuropathie

- Von Patienten (und Ärzten) häufig als Durchblutungsstörungen oder vertebragene Beschwerden fehlinterpretiert.
- Abgeschwächte Triceps-surae-Reflexe und strumpfförmige Sensibilitätsstörungen (eventuell zusätzlich an den Händen) sind meistens Ausdruck einer Polyneuropathie, insbesondere, wenn keine Rückenschmerzen bestehen.
- Paresen besonders an den Fuß- und Zehenhebern.
- Proximal betonte Paresen (Patient kann nicht vom Stuhl aufstehen) sind suspekt auf eine Polyneuritis (Guillain-Barré-Syndrom/GBS).

> Die Polyneuritis ist ein neurologischer Notfall, bei dem der Patient innerhalb von Stunden beatmungspflichtig werden kann!

- Störungen der Schmerz- und Temperaturempfindung („small fiber neuropathies") insbesondere bei Diabetes, Amyloidose, Lepra und hereditärer sensibler Neuropathie.
- Autonome Störungen treten bei dieser Krankheitsgruppe meist schon vor der Reflexabschwächung auf.
- Dominieren Störungen der Tiefensensibilität und/oder des Vibrationssinnes und fehlen zentrale Zeichen, ist an eine Polyneuropathie mit Betonung der großkalibrigen Fasern zu denken.

Diagnostik: Elektroneurografie und Elektromyografie ermöglichen die Differenzierung eher axonaler von demyelinisierenden Polyneuropathieformen. Bei den Small-Fiber-Neuropathien finden sich meist keine wesentlichen EMG- oder NLG-Veränderungen, diagnostisch wegweisend ist oft eine Hautbiopsie mit Quantifizierung der kutanen Nervenfaserdichte. Zur weiteren ätiologischen Zuordnung der Polyneuropathien sind Laboruntersuchungen erforderlich.

Laborgrundprogramm bei Verdacht auf Polyneuropathie

- BKS, CRP → entzündlicher Prozess
- Glukose, HbA1c → Diabetes
- Transaminasen → Alkoholismus, Lebererkrankung
- Nierenwerte, Elektrolyte → Niereninsuffizienz
- Rheumafaktoren → rheumatische Erkrankung
- Antinukleäre Antikörper → Kollagenose
- Schilddrüsenwerte → Schilddrüsenerkrankung
- B_{12}- und Folsäurespiegel → funikuläre Spinalerkrankung
- Immunelektrophorese → Gammopathie
- HIV-Titer → AIDS
- Tumormarker → paraneoplastisches Syndrom

Wenn Anamnese, Untersuchung und Basisdiagnostik keine Auffälligkeiten erbringen, sind bei leichten sensiblen distal-symmetrischen Polyneuropathien ab dem 60. Lebensjahr keine weiteren diagnostischen Maßnahmen sinnvoll. Der Verlauf kann dann zunächst beobachtet und die Basisdiagnostik ggf. nach sechs Monaten wiederholt werden.

Eine eingehende Diagnostik (Borrelienserologie, Liquoranalyse, Muskel-Nerven-Biopsie etc.) ist im Falle konkreter Verdachtsmomente, bei atypischer oder ausgeprägter Symptomatik mit Lähmungen und bei rascher Progredienz sinnvoll. Selbst bei maximaler Diagnostik bleibt die Ätiologie bei 20–30 % aller Polyneuropathien ungeklärt!

Lumbale Spinalkanalstenose

- Vorwiegend bei älteren Patienten
- Bds. Lumboischialgie beim Gehen mit limitierter Gehstrecke
- Später beim Gehen sensible und evtl. auch motorische Störungen mit polyradikulärem Verteilungsmuster

> Wenn Schmerzen nach längerem Gehen nicht beim Stehenbleiben, sondern erst im Sitzen oder Liegen sistieren, ist ein enger lumbaler Spinalkanal wahrscheinlich.

- Meist längerfristig unauffälliger Neurostatus im Intervall!
- TSR abgeschwächt
- In schweren Fällen Sensibilitätsstörungen an Füßen und Unterschenkeln (selten Paresen)

Diagnostik: MRT der LWS.
Eine elektrophysiologische Diagnostik ist bei unauffälligem neurologischem Befund in aller Regel unergiebig. Der Verdacht auf eine lumbale Spinalkanalstenose wird durch den Nachweis derselben im MRT bestätigt. In der kernspintomografischen Untersuchung lassen sich die bindegewebigen Strukturen und auch Kauda sowie Radices meist gut darstellen. Eine weitergehende Diagnostik (CT LWS, Myelografie etc.) ist nur im Einzelfall erforderlich.

Spinale Arachnopathie

- Nach Bandscheibenoperationen, aber auch nach Traumata oder Subarachnoidalblutungen treten progrediente narbige Verdickungen der Arachnoidea auf, die zur Einschnürung einzelner oder mehrerer Wurzeln führen können.
- Intitiale Parästhesien, später eventuell auch sensible Ausfällen und Paresen.

Diagnostik: MRT
Die MRT bietet als einzige diagnostische Methode eine sichere Differenzierung zu einem Rezidivprolaps.

Funikuläre Spinalerkrankung

- Meist ältere Patienten, Vegetarier, Magenleidende oder -operierte. Häufig besteht eine hyperchrome makrozytäre Anämie.
- Lagesinn und Vibrationsempfinden sind besonders an den unteren Extremitäten gestört.
- Sensorische Ataxie mit auffälligem Romberg.
- Muskulatur meist hypoton, Reflexe abgeschwächt oder gesteigert.
- Im Verlauf Nachweis von Pyramidenbahnzeichen.

Diagnostik: BB, Gastroskopie mit Biopsie, B_{12}- und Folsäurespiegel, NLG, EMG, Tibialis-SEP, spinales MRT.
Die neurologische Symptomatik kann der hyperchromen Anämie vorausgehen
Gastroskopisch findet sich meist eine atrophische Gastritis. Meist erniedrigte Vitamin-B_{12}- und Folsäurespiegel, wenn nicht kurz vorher Vitamingaben erfolgt sind. Elektrodiagnostisch lässt sich oft eine Polyneuropathie nachweisen. Die Hinterstrangbeteiligung zeigt sich in einem pathologischen SEP-Befund, eine Läsion der motorischen spinalen Bahnen eventuell im MEP.

Spinaler Tumor

- Rückenschmerzen sind nicht obligat.
- Häufig Potenz- und Blasenstörungen als Frühsymptome.

- Im Verlauf in der Regel Gangstörungen.
- Bei extramedullären Tumoren ist als Frühsymptom gelegentlich eine „Interkostalneuralgie“ erfragbar.
- Bis in die Füße ausstrahlende Schmerzen sprechen für einen Konus- oder Kaudaprozess.
- Eine Reflexsteigerung an den Beinen spricht für einen Prozess oberhalb des Rückenmarkssegments L4, eine Reflexabschwächung der TSR für ein Konus- oder Kaudasyndrom. Typisch sind hierbei perianale Sensibilitätsstörungen und Sphinkterinsuffizienz.
- Durch eine genaue Sensibilitätsprüfung lässt sich in der Regel eine sensible Obergrenze bestimmen, die auf die Lokalisation der Läsion hinweist.

Diagnostik: Rö-WS, Tibialis-SEP, MRT.
Röntgenbilder der BWS und HWS werden in der Regel nicht durchgeführt, obwohl extramedulläre Prozesse, die zuerst die Bahnen für die unteren Extremitäten beeinträchtigen, nachweisbar sein können. Methode der Wahl ist das spinale MRT. Zur Differenzierung einer intramedullären Raumforderung von einer Demyelinisierung sind Tibialis-SEPs indiziert.

Eine Bildgebung der LWS ist bei gesteigerten Muskeleigenreflexen an den Beinen zur Klärung der Ursache sinnlos!

Weitere seltene Diagnosen

- Neoplastisch: Meningeosis neoplastica
- Anlagebedingt/degenerativ:
  - Tethered-Cord-Syndrom
  - Enger zervikaler Spinalkanal
- Entzündlich:
  - Herpes simplex
  - HIV
  - Tabes dorsalis

2.18 Akute Lähmung aller Extremitäten

Untersuchung

Fragen

- Ist dem Auftreten der Symptomatik ein (Bagatell-)Trauma vorausgegangen? → traumatisch bedingtes Querschnittssyndrom
- Sind der Querschnittssymptomatik heftige Rücken- bzw. Nackenschmerzen vorausgegangen?
  - Mit radikulärer Ausstrahlung → Bandscheibenvorfall
  - Mit Fieber → Querschnittsmyelitis, epiduraler Abszess
- Finden sich in der Vorgeschichte Auffälligkeiten?
  - Durchfallerkrankung, Impfung → Polyneuritis
  - Fieberhafter Infekt → Querschnittsmyelitis
  - Antikoagulation → epidurale Blutung
  - Rezidivierende neurologische Ausfälle → Multiple Sklerose
- Wie rasch hat sich die Symptomatik entwickelt?
  - Perakut → epidurale Blutung, Trauma
  - Akut → Bandscheibenvorfall, Querschnittsmyelitis, Polyneuritis

  - Subakut → Polyneuritis
  - Subchronisch → Multiple Sklerose
- Hat die Symptomatik mit „Kribbeln“ von Füßen und Händen begonnen? → Polyneuritis
- Handelt es sich um eine belastungsabhängig auftretende Schwäche? → neuromuskuläre Übertragungsstörung

Richtungsweisende Untersuchungsbefunde und Lokalisation (▶ Kap. 1.3, ▶ Kap. 1.4)

Zunächst ist zu unterscheiden, ob es sich um eine zentrale Störung (zerebral und spinal) oder eine periphere (neuromuskulär bedingte) Lähmung handelt.

Bei zentralen Lähmungen sind die MER im Bereich paretischer Muskeln meist erhalten oder gesteigert und das Babinski-Zeichen ist evtl. nachweisbar. Insbesondere bei perakuten Rückenmarksläsionen kann es in den ersten Tagen aber auch zu einem Ausfall aller Reflexe kommen, man spricht in diesem Fall von einem spinalen Schock.

Bei bilateralen Störungen im Hirnstammbereich (bilateraler Ponsinfarkt) liegen meist begleitende Hirnnervenstörungen vor, die eine topodiagnostische Zuordnung erlauben. Bei isolierter Läsion im Brückenfuß beiderseits sind allerdings auch rein motorische Tetraparesen möglich.

Im Rahmen von akuten spinalen Prozessen wird man neben der Tetraparese meist eine sensible Querschnittssymptomatik nachweisen können, die nach kranial oft einige Segmente unterhalb der Schädigungshöhe im Rückenmark begrenzt ist, bei Entzündungen oft langsam über Tage bis zur definitiven Höhe aufsteigt. Auch autonome Störungen mit Harn- und Stuhlverhalt fehlen bei spinalen Prozessen selten.

Beim entzündlichen Vorderhornsyndrom treten asymmetrische, rein motorische, schlaffe Paresen mit Atrophien und Reflexausfällen auf.

Alle akuten Polyneuropathien betreffen in der Regel auch die sensiblen Fasern, sodass in der Untersuchung meist typische handschuh- und sockenförmige Sensibilitätsstörungen bei meist distal, gelegentlich auch proximal betonten schlaffen Paresen auffallen.

Liegt der Tetraparese eine neuromuskuläre Übertragungsstörung oder eine akute Myopathie zugrunde, finden sich rein motorische Paresen mit Abschwächung der Eigenreflexe betroffener Muskeln.

Krankheitsbilder

- Traumatisches Querschnittssyndrom
- Zervikaler medialer Bandscheibenvorfall
- Querschnittsmyelitis/NMO
- Multiple Sklerose
- Spinale epidurale Blutung
- Spinaler epiduraler Abszess
- Akute idiopathische Polyneuritis (Guillain-Barré-Syndrom)

Traumatisches Querschnittssyndrom

Im Rahmen der Unfallanamnese meist unschwer zu diagnostizieren.

! An ein Bagatelltrauma mit pathologischer Fraktur denken!

Zervikaler medialer Bandscheibenvorfall

- Exazerbation meist chronischer HWS-Beschwerden
- Evtl. radikuläre ausstrahlende Schmerzen im Armbereich einseitig oder beiderseits
- Meist unvollständiges Querschnittssyndrom

Querschnittsmyelitis/NMO

- Oft rasch progredientes, meist hochgradiges Querschnittssyndrom mit initial schlaffen Paresen, querschnittsförmig begrenzter Sensibilitätsstörung und Sphinkterlähmung.
- Die Muskeleigenreflexe können anfangs fehlen (spinaler Schock!).
- Häufig Schmerz im Schulterblattbereich und evtl. vorausgegangene Infekte.

Multiple Sklerose

Meist langsam progrediente, asymmetrische und überwiegend sensible Querschnittssyndrome.

Akute epidurale Blutung

- Akut einsetzende Querschnittssymptomatik, meist ohne Schmerzen
- Antikogulanzientherapie oder Gerinnungsstörung in der Vorgeschichte

Epiduraler Abszess

- Fieber, Allgemeinsymptome, fokale septische Erkrankung (z. B. Pneumonie)
- Heftigster umschriebener Rückenschmerz
- Subakut einsetzende Querschnittssymptomatik

Diagnostik: MRT, Liquoranalyse, ggf. auch Panmyelografie.
Bei allen **akuten Querschnittssyndromen** muss eine sofortige diagnostische Klärung erfolgen, um eine Myelopathie durch einen raumfordernden Prozess (der möglichst rasch operiert werden müsste) sicher auszuschließen. Im spinalen MRT können extra- und auch intramedulläre Prozesse dargestellt werden.

Akute idiopathische Polyneuritis (Guillain-Barré-Syndrom)

- Rascher Verlauf mit Progredienz über wenige Tage bis wenige Wochen
- Meist mit Kribbelparästhesien der distalen Extremitäten beginnend
- Schlaffe, oft proximal betonte, von kaudal nach kranial aufsteigende Paresen
- Eher geringe Sensibilitätsstörungen mit polyneuropathischem Muster
- Meist rascher Ausfall aller Muskeleigenreflexe
- Häufig Hirnnervenbeteiligung mit bilateraler N.-facialis-Parese

> **!** Jeder Patient mit einer akut aufgetretenen Tetraparese im Rahmen eines GBS gehört auf eine Intensivüberwachungsstation mit Beatmungsmöglichkeit! Eine Beteiligung der Atemmuskulatur mit Beatmungspflichtigkeit ist bei bis zu 20 % der Fälle von GBS zu erwarten. Ein oft rascher Progress der Lähmungen ist nicht vorhersehbar. In einem Teil der Fälle kommt es zu gefährlichen Herzrhythmusstörungen, sodass auch eine kardiale Überwachung erforderlich ist.

Weitere seltenere Differenzialdiagnosen

- Zerebrale Prozesse:
  - Bilaterale Großhirninfarkte
  - Kleine Blutung im Bereich der Basis des Pons
  - Bilateraler Hirnstamminfarkt bei Basilaristhrombose

- Spinaler Prozess:
  - Myelopathie bei systemischem Lupus erythematodes
  - AV-Malformation
  - Spinale durale Fistel
  - A.-spinalis-anterior-Syndrom
  - Spinale Raumforderung
- Akute Polyneuropathien:
  - Porphyrie
  - Diphtherie
- Neuromuskuläre Übertragungsstörungen:
  - Botulismus
  - Myasthene Krise
  - Organophosphatintoxikation
- Akute Myopathien: foudroyante Myositis
- Dyskaliämische Lähmungen
- Chronische Hypokaliämie

2.19 Akuter Verwirrtheitszustand

Untersuchung

Erster Blick

- Verwahrlosung → Delir bei Suchterkrankung
- Äußere Schädelverletzung → traumatische Psychose
- Tremor → Entzugssyndrom, Hyperthyreose
- Myoklonien → Urämie, schwere Leberschädigung
- Begleitung durch mehrere Angehörige → Demenz

Fragen an den Patienten

Anamnese oft nicht verwertbar. In der Exploration Prüfung von Orientierung und Gedächtnis, Aufmerksamkeit, Sprache (Spontansprache, Sprachverständnis, Benennung etc.).

Fragen an Begleiter

- Suchterkrankung → Entzugsdelir
- Vorinfekt → Herpesenzephalitis
- Apoplektiformer Beginn → Basilarisspitzensyndrom
- Trauma → posttraumatische Psychose
- Diabetes → Hypo-/Hyperglykämie
- Schilddrüsenerkrankung → Hypo-/Hyperthyreose
- Medikamente → Intoxikation

Richtungsweisende Untersuchungsbefunde (▶ Kap. 1.2.3, ▶ Kap. 1.8)

Der Atemgeruch kann auf Alkohol, Leberschädigung oder Urämie hinweisen. Tachypnoe spricht für eine metabolische Störung oder Hypoxie. Enge Pupillen lassen an eine Intoxikation (Opiate) denken. Bei einseitiger Pupillenerweiterung ist bis zum Beweis des Gegenteils von einer intrakranialen Raumforderung auszugehen. Ein Zungenbiss ist Folge eines epileptischen Anfalls. Fieber kann Ausdruck einer Meningoenzephalitis, aber auch einer Pneumonie sein. Eine Lebervergrößerung spricht für eine Alkoholkrankheit. Einstichstellen finden sich bei Drogenkonsumenten.

- Pupillen:
  - Eng → Opiatintoxikation
  - Einseitig erweitert → raumfordernder Hemisphärenprozess
- Zungenbiss → epileptischer Anfall
- Aphasie → Hemisphärenprozess, Herpesenzephalitis
- Motorische Unruhe → Delir, Hirnblutung
- Desorientiertheit, Wiederholung gleicher Frage → transitorische globale Amnesie

Hilfreich ist nach Exploration und neuropsychiatrischer Untersuchung eine Basistestung mit MMST (Mini-Mental-Status-Test), Uhrentest und BDI (Depressionsinventar)!

> Ein Verwirrtheitszustand sollte nicht mit einer Aphasie oder einer transitorischen globalen Amnesie (TGA) verwechselt werden!

Krankheitsbilder

- Delir
- Intrakranielle Blutung
- Enzephalitis
- Epileptischer Dämmerzustand
- Intoxikation
- Posttraumatische Psychose
- Stoffwechselstörungen
- Demenz

Delir

- Oft nach Alkoholentzug (z. B. Krankenhausaufenthalt!), selten auch nach Alkoholexzessen
- Schlafstörungen, Reizbarkeit, motorische Unruhe, Herzrasen, Schweißneigung und Zittern („Delirium tremens" im Alkoholentzug)
- Vegetative Stigmata, Foetor alcoholicus, motorische Unruhe, häufig Logorrhö, Desorientiertheit mit Konfabulationen, illusionäre Verkennungen, Halluzinationen, zusätzlich Tachykardie, Tachypnoe, Hyperhidrosis, Mydriasis
- Cave: hypoaktives Delir

> Auch durch Medikamente (Opiate, Anticholinergika etc.), im Rahmen von Infekten (Urosepsis, Pneumonie etc.) und nach Operationen kommt es bei älteren Menschen insbesondere bei vorgeschädigtem Gehirn häufig zum Delir!

Diagnostik: Vitalparameter, Labor (BKS, Blutbild, Elektrolyte, Leber- und Nierenwerte, CK, Schilddrüsenwerte, Medikamentenspiegel, Urinstatus, Drogenscreening etc.) CCT, CMRT, Liquoranalyse.

Die Laborwerte können Hinweise auf eine metabolische oder entzündliche Ursache geben. Das CCT (CMRT, wenn möglich) ist zum Ausschluss einer intrakraniellen/intraparenchymatösen Blutung erforderlich, die ein delirantes Bild imitieren kann. Bei unklarem Bild sollte der Liquor zum Ausschluss einer Enzephalitis/Meningitis untersucht werden.

! Auch ein Alkoholiker kann an einer Hirnblutung oder Enzephalitis erkranken. Die Fehldiagnose eines Alkoholentzugsdelirs ist dann fatal!

Intrakranielle Blutung

- Intraparenchymatöse Blutungen treffen meist ältere Menschen, in der Regel mit bekanntem Hypertonus oder unter Antikoagulation. Die Symptomatik entwickelt sich innerhalb von Minuten.
- Meist Bewusstseinstrübung, motorische Unruhe, häufig Erbrechen und Halbseitenstörungen, die nicht dem typischen Bild eines Mediainfarktes entsprechen.
- Subduralhämatome treten oft mit Latenz zu einem auslösenden (Bagatell-) Trauma auf und manifestieren sich nicht selten als Verwirrtheit bzw. Delir.
- Kopfschmerzen stehen (außer bei der Subarachnoidalblutung) nicht im Vordergrund.

Diagnostik: CCT.
Das CCT ist in der Regel die sicherste und schnellstmögliche Methode zur Diagnosestellung.

Enzephalitis

- Gelegentlich ist ein Vorinfekt eruierbar. Die Symptomatik entwickelt sich innerhalb von Stunden.
- Subfebrile Temperaturen, Vigilanzminderung, Orientierungsstörung, motorische Unruhe, fehlende Kohärenz des Denkens und bei Herpesenzephalitiden im typischen Fall eine Aphasie.

Die Trias Fieber, epileptischer Anfall und Aphasie spricht bis zum Beweis des Gegenteils für eine Herpesenzephalitis!

Diagnostik: CCT, besser CMRT, EEG, Liquor.
Temporallappenherde lassen sich im CMRT eher nachweisen als im CCT. Als Screening-Methode kann das EEG bereits durch lokale oder diffuse Verlangsamung zusammen mit der Klinik den Hinweis auf eine Enzephalitis geben. Im Liquor findet sich eine Pleozytose, die bei der akuten Herpesenzephalitis typischerweise hämorrhagisch ist.

Epileptischer Dämmerzustand

- Die Diagnose kann sehr schwierig sein, da der Patient für den Anfall eine Amnesie hat. Fremdanamnestisch ggf. Hinweise auf einen stattgehabten Anfall, ein bekanntes Anfallsleiden oder ein früheres Schädel-Hirn-Trauma.
- Unter Umständen sind Zeichen eines früheren Schädel-Hirn-Traumas oder neurologische Herdzeichen (Fazialisparese, Hemiparese, Reflexdifferenzen, Babinski etc.) nachweisbar, sofern der Patient die genauere Untersuchung zulässt.
- Psychopathologisch besteht meist eine affektive Gespanntheit oder „Abwesenheit". Auch fallen Desorientiertheit und Fehleinschätzung der Situation auf.

! Patienten im epileptischen Dämmerzustand können durch die Fehleinschätzung der Situation sehr aggressiv werden!

…ostik: EEG, CCT (MRT), evtl. Liquor.
Soweit möglich, wird man umgehend ein EEG durchführen, um Verlangsamungen oder epilepsietypische Potenziale nachweisen zu können. Zum Ausschluss einer akuten Komplikation sollte ein bildgebendes Verfahren durchgeführt werden. Ein CCT ist zum Ausschluss einer akuten Blutung oder Dekompensation einer Raumforderung meist ausreichend. Da ein prolongierter Dämmerzustand auch Ausdruck einer floriden Enzephalitis sein kann, muss bei negativer Bildgebung eine Liquordiagnostik durchgeführt werden.

Intoxikation

- Bei jungen Menschen muss an Drogen, bei älteren an eine Medikamentenintoxikation gedacht werden.
- Viele Medikamente können insbesondere bei Polypharmazie (Interaktionen!) und weiteren Realisationsfaktoren (Infekte, Exsikkose etc.) akute hirnorganische Psychosyndrome hervorrufen.
- Abhängigkeitserkrankungen, Suizidversuche, chronische Schmerzsyndrome oder Depressionen in der (Fremd-)Anamnese können richtungsweisend sein.
- Neben der Fremdanamnese ist eine genaue Überprüfung der Medikamente und Dosierungen erforderlich.
- Äußerliche Verwahrlosung kann Hinweis auf Sucht oder chronische Psychose sein. Narben können Hinweise auf Verletzungen oder Eingriffe geben.
- Enge Pupillen sprechen bis zum Beweis des Gegenteils für eine Intoxikation. Eine depressive Symptomatik muss an einen Suizidversuch denken lassen.

Diagnostik: CMRT, EEG, Medikamentenspiegel, Drogen-Screening.
Bei unauffälligem CMRT kann das EEG Hinweise auf Benzodiazepin- und Barbituratintoxikationen bieten. Medikamentenspiegel sind bei bekannten Medikamenten auch hilfreich, wenn sie erst nach Stunden oder Tagen erhältlich sind. Ein Drogenscreening der gängigen Substanzen ist in größeren Laboren in der Regel durchführbar.

> Nicht selten sind Verwirrtheitszustände bei älteren Menschen durch iatrogene Intoxikationen verursacht!

Psychose nach Schädel-Hirn-Trauma

- Gelegentlich nach Schädel-Hirn-Trauma (oder auch Trauma mit direkter operativer Versorgung unter Narkose)
- Angstzustände, motorische Unruhe, inadäquates Verhalten oder auffällige Verlangsamung
- Äußere Zeichen eines Schädeltraumas beachten (Hämatom, Monokelhämatom etc.)!
- Neurologischer Befund häufig ohne zusätzliche Auffälligkeiten

Diagnostik: Beobachtung mit regelmäßigen Kontrollen, CMRT (CCT), EEG etc.
Meist klingt die Symptomatik innerhalb von Minuten bis wenigen Stunden ab. Intrakranielle Traumafolgen – insbesondere ein epidurales und ein subdurales Hämatom – müssen per CCT und ggf. CMRT ausgeschlossen werden.

Stoffwechselstörungen

- Mögliche Ursachen sind Diabetes, Schilddrüsen- oder Elektrolytstörungen, Leber- oder Nierenfunktionsstörungen, Porphyrie und Hypophyseninsuffizienz.
- Myoklonien sprechen für Urämie, Leberkoma oder Elektrolytstörungen.

- Vegetativer Tremor bei Hyperthyreose, „Flapping Tremor" bei Leberschädigungen.
- Fehlende Achselbehaarung in Kombination mit auffälliger Blässe kann Ausdruck einer Hypophyseninsuffizienz sein.

Diagnostik: Laborwerte.
Blutzucker, Elektrolyte, Leber- und Nierenfunktionswerte werden im Routinelabor überprüft. Bei unauffälligen Befunden und Hinweisen auf eine metabolisches Koma sollten die Schilddrüsenwerte, Porphyrine und zumindest Cortisol bestimmt werden.

Demenz

- Von zentraler Bedeutung ist die Fremdanamnese, auch wenn Angehörige gelegentlich zur Bagatellisierung neigen.
- Erste Auffälligkeiten manifestieren sich oft als „akute Verwirrtheit" bei Änderung der Lebensumstände (Umzug, Tod des Partners etc.), interkurrierenden Erkrankungen oder Operationen.
- „Kleine Schlaganfälle" in der Vorgeschichte und eine „stufenweise" Verschlechterung sind typisch für eine vaskuläre Demenz.
- Isolierte Gedächtnis- und/oder Orientierungsstörungen sprechen für eine kortikale Demenz.
- Antriebsstörungen oder motorische Auffälligkeiten sind typisch für eine subkortikale Demenz.

Diagnostik: Testung (MMST/UT/BDI), CMRT, Labor, Liquor, EEG, PET etc.
Im CMRT werden Raumforderungen, Hydrozephalus (NPH) oder ein subdurales Hämatom nachgewiesen. Bei unruhigen Patienten ist oft nur ein CCT möglich. Die Feststellung einer „globalen Atrophie" ist wenig hilfreich, da sie auch bei Exsikkose vorkommt und im Einzelfall kaum etwas über einen irreversiblen Funktionsverlust aussagt. Ausgeprägte mikroangiopathische Veränderungen oder eine Hippokampusatrophie sind eher wegweisend. Durch Laboruntersuchungen können metabolische Störungen wie eine chronische Hypothyreose oder ein Hypoparathyreoidismus ausgeschlossen werden. Lues oder eine paraneoplastische Enzephalitis als Ursache einer Demenz können unter Umständen nur im Liquor und serologisch nachgewiesen werden.

Weitere Ursachen

- Entzündlich: Meningitis
- Vaskulär:
  - Subarachnoidalblutung
  - Basilarisspitzensyndrom
  - Zerebrale Vaskulitis
- Neoplastisch:
  - Hirnmetastasen
  - Paraneoplastische Enzephalitis

Medikamente, die häufig zu deliranten Episoden führen können:

- Opioide
- Steroide
- Psychopharmaka
- Antikonvulsiva
- Anticholinergika
- Dopaminergika

2.20 Progrediente Bewusstseinsstörung und Koma

Untersuchung

Erster Blick

- Kind → Enzephalitis, Schädel-Hirn-Trauma, Intoxikation, metabolische Störung, zerebrale Blutung
- Junger Erwachsener → Intoxikation, Schädel-Hirn-Trauma, metabolische Störung, Subarachnoidalblutung
- Verwahrlosung → Intoxikation, Wernicke-Enzephalopathie, subdurales Hämatom
- Schädelverletzung → traumatische intrakranielle Blutung, Hirnkontusion
- Älterer Mensch → zerebrale Raumforderung, metabolische Störung, Intoxikation

Fragen an die Begleitpersonen

- Wie wurde der Bewusstlose aufgefunden?
  - Nach Unfall → Schädel-Hirn-Trauma
  - Mit Abschiedsbrief → Intoxikation
  - Auf der Toilette → Subarachnoidalblutung, Drogenintoxikation
- Wie kam es zu der Bewusstseinsstörung?
  - Plötzlich → Subarachnoidalblutung, Basilaristhrombose
  - Innerhalb von Minuten bis Stunden → traumatische intrakranielle Blutung, Intoxikation, metabolische Störung, Enzephalitis
  - Innerhalb von Tagen bis Wochen → intrazerebrale Raumforderung, chronische Intoxikation
- Bestanden zusätzliche Auffälligkeiten in der Vorgeschichte?
  - Depression → Intoxikation
  - Wesensänderung → Raumforderung, subdurales Hämatom
  - Schädeltrauma → subdurales Hämatom
  - Infekt → Enzephalitis
  - Herzrhythmusstörungen → Basilaristhrombose

Richtungsweisende Untersuchungsbefunde

Bei Bewusstlosigkeit müssen die Vitalfunktionen (Atmung, Kreislauf, Blutdruck) erhalten werden. Danach ist zu klären, ob es sich um eine primär zerebrale, entzündliche, hypoxische, metabolische oder intoxikationsbedingte Bewusstseinsstörung handelt.

> Ein Koma kann bedingt sein durch eine supratentorielle oder infratentorielle Läsion, eine diffuse Hirnschädigung (entzündlich, hypoxisch), eine metabolische Störung oder eine Intoxikation.

- Akut lebensbedrohlich ist eine intrazerebrale traumatische Blutung oder dekompensierte Raumforderung. Zunächst werden deshalb die Pupillen überprüft. Eine einseitige Pupillenerweiterung spricht bis zum Beweis des Gegenteils für eine ipsilaterale intrakraniale Raumforderung oder Blutung. Auffällig enge oder weite Pupillen beidseits sind meist durch eine Intoxikation bedingt.

Beidseitig enge Pupillen sprechen für eine Intoxikation mit Morphinen, Cholinesterasehemmern oder Reserpin; beidseitig weite Pupillen werden verursacht durch Kokain, trizyklische Antidepressiva und Belladonnaalkaloide.

- Nystagmus oder Augenmotilitätsstörungen sprechen für einen infratentoriellen Prozess oder eine Wernicke-Enzephalopathie.
- Konstante Blickrichtung zu einer Seite kann durch eine Hemisphärenschädigung oder eine Brückenläsion verursacht sein. Bei Hemisphärenschädigung blickt der Patient „seinen Herd an", bei Brückenschädigung blickt er „von seinem Herd weg".
- Als nächstes wird geprüft, ob der Patient nackensteif ist. Vorhandene Nackensteifigkeit lässt eine Subarachnoidalblutung, eine Meningoenzephalitis oder einen Prozess in der hinteren Schädelgrube annehmen.

! Mit zunehmender Bewusstseinsstörung kann die Nackensteifigkeit verschwinden!

- Die Interpretation der Atmung lässt häufig lokalisatorische Rückschlüsse zu: Eine zentrale neurogene Hyperventilation (schnelle, gleichmäßige Maschinenatmung) spricht für eine Mittelhirnschädigung. Eine apneustische Atmung (regelmäßige Pausen zwischen den einzelnen, tiefen Atemzügen) weist auf eine Brückenschädigung hin. Eine ataktische Atmung mit in Tiefe und Frequenz irregulären Atemzügen spricht für eine medulläre Schädigung. Die Cheyne-Stokes-Atmung mit regelmäßigem Crescendo-Decrescendo-Muster findet sich bei diffusen Hemisphärenschädigungen und metabolischen Störungen.

Der Atemtyp weist auf die Lokalisation der Hirnschädigung hin:
- Cheyne-Stokes-Atmung → diffuse Hemisphärenläsion, (hypoxisch, metabolisch)
- Maschinenatmung → Mittelhirnläsion
- Apneustische Atmung → Brückenläsion
- Ataktische Atmung → medulläre Läsion

- Seitenunterschiede in den Spontanbewegungen können Hinweis auf eine Hemiparese sein. Eine vorhandene Spastik spricht in der Regel für eine länger bestehende Schädigung. Ein positives Babinski-Phänomen kann sich auch bei hypoxischen oder metabolischen Störungen nachweisen lassen. Myoklonien kommen besonders bei hepatischen oder urämischen Störungen vor.
- Begleitendes Fieber kann auf eine Meningoenzephalitis hinweisen.
- Der Geruch des Patienten nach Alkohol (Intoxikation), Leber (hepatisches Koma), Harn (urämisches Koma), Ketonen (diabetisches Koma) kann richtungsweisend sein. Injektionszeichen sprechen für eine Drogenintoxikation.
- Bei Bewusstseinstrübung muss diese reproduzierbar dokumentiert werden. Dabei wird beobachtet, wie der Patient auf Ansprache (adäquat, inadäquat, durch Lautäußerung, gar nicht) oder auf Schmerzreize (gezielt, ungezielt, nicht) reagiert. Die Reaktionen sollen dabei möglichst genau beschrieben werden.
- Pupillendifferenz → Raumforderung auf der Seite der weiteren Pupille

- Auffällige Pupillenweite → Intoxikation
- Augenmotilitätsstörungen → infratentorieller Prozess, Wernicke-Enzephalopathie
- Nystagmus → Intoxikation, infratentorieller Prozess, Wernicke-Enzephalopathie
- Blickrichtung zu einer Seite → ipsilaterale Hemisphärenläsion, kontralaterale Brückenläsion
- Nackensteifigkeit → Subarachnoidalblutung, Meningoenzephalitis, infratentorieller Prozess
- Spontanbewegungen → einseitig vermindert bei kontralateraler Hemisphärenschädigung
- Myoklonien → urämische oder hepatische Störung
- Spastik → länger bestehende zentrale Störung
- Positives Babinski-Phänomen → zerebrale oder metabolische Störung
- Fieber → Meningoenzephalitis
- Geruch → metabolische Störung, Intoxikation

Krankheitsbilder

- Intoxikation
- Subarachnoidalblutung
- (Meningo-)Enzephalitis
- Schädel-Hirn-Trauma
- Zerebrale Raumforderung
- Metabolische Störung
- Wernicke-Enzephalopathie
- Basilaristhrombose
- Sinusthrombose

Intoxikation

- Anamnestische Hinweise sind Suchterkrankung, Depression, Suizidalität, Zunahme der Bewusstseinsstörung in Minuten bis Stunden
- Bei der Untersuchung auf Einstichstellen, Leberzeichen, Pupillenweite und Augenmotilität achten
- Siehe auch ▶ Kap. 2.9

Diagnostik: CMRT, EEG, Medikamentenspiegel, Drogen-Screening.
Bei unauffälligem CMRT kann das EEG Hinweise auf Benzodiazepin- und Barbituratintoxikationen bieten. Medikamentenspiegel sind bei bekannten Medikamenten auch hilfreich, wenn sie erst nach Stunden oder Tagen erhältlich sind. Ein Drogen-Screening der gängigen Substanzen ist in größeren Laboren in der Regel durchführbar.

Subarachnoidalblutung

- Typisch ist der schlagartig auftretende, „rasende" Kopfschmerz in „nie gekannter Intensität". Man spricht auch von „Donnerschlag"- oder „Vernichtungskopfschmerz". Neben spontanem Auftreten kann körperliche Anstrengung (z. B. Pressen beim Stuhlgang) zum Platzen eines meist ursächlichen Aneurysmas führen.

Ursache für den Koituskopfschmerz ist fast nie eine geplatztes Aneurysma!

- Nackensteifigkeit ist bei leichter SAB der führende Befund. Gelegentlich finden sich Blutungen am Augenhintergrund.
- Hinzu kommen oft Hirnnervenausfälle, Bewusstseinsstörungen bis zum Koma und weitere neurologische Herdsymptome.

Diagnostik: CCT, Liquor, CMRT mit MRA, Panangiografie etc.
Bei größeren Subarachnoidalblutungen aus Hirnbasisarterienaneurysmen lässt sich das Blut in den basalen Zisternen computertomografisch nachweisen. In Zweifelsfällen ist eine Liquordiagnostik indiziert. Die Blutungsursache muss wegen häufiger und nicht selten letaler Nachblutungen rasch geklärt werden, um etwa bei Aneurysmen eine lebensrettende OP (Aneurysma-Clipping) oder neuroradiologische Intervention (Coiling etc.) nicht zu versäumen.

(Meningo-)Enzephalitis

- Fremdanamnestisch Hinweise auf prodromalen Infekt, initiale Verwirrtheit, progrediente Bewusstseinstrübung und epileptische Anfälle möglich
- Fieber, (bei meningealer Beteiligung), Nackensteifigkeit, Halbseitenstörungen, Aphasie

Diagnostik: CMRT, (EEG), Liquor, PCR, Mikrobiologie, Serologie.
Das MRT ist zum Nachweis entzündlicher Veränderungen dem CCT weit überlegen. Das EEG zeigt Allgemeinveränderungen oder Herdhinweise, unter Umständen bevor die bildgebenden Verfahren positiv werden. Im Liquor findet sich eine Pleozytose, die einen entzündlichen Prozess beweist.

Schädel-Hirn-Trauma

- Die (vom Begleitpersonal erhobene) Anamnese ist nur dann nicht eindeutig, wenn eine primär zerebrale Erkrankung (Anfall, Subarachnoidalblutung) zu dem Trauma geführt hat.

> **!** Ein Bewusstseinsverlust kann auch schon vor einem Unfall eingesetzt und erst dazu geführt haben!

- Bei der Untersuchung achtet man besonders auf äußere Verletzungszeichen, Pupillendifferenz, Spontanbewegungen, Atmungstyp.
  - Schädelverletzung → traumatisches Hämatom
  - Einseitig weitere Pupille → ipsilaterale Hemisphärenraumforderung (am ehesten Blutung)
  - Einseitig verminderte Spontanbewegungen → kontralaterale Hemisphärenschädigung (cave: Frakturen!)
  - Pathologischer Atemtyp → Hinweis auf Hirnstammschädigung

Zerebrale Raumforderung (Hirntumor/-abszess etc.)

- Typische fremdanamnestische Hinweise sind eine schleichend zunehmende Wesensänderung, progrediente Hemisymptome, epileptische Anfälle.
- Der Befund zeigt meist Stauungspapillen (Hirndruck), Pupillendifferenzen, Reflexdifferenzen und weitere neurologische Herdzeichen.

Diagnostik: CCT, CMRT, Liquor etc.
Für die Notfalldiagnostik ist das CCT in den meisten Fällen ausreichend. Im weiteren Verlauf erfolgt ein CMRT, das insbesondere bei Läsionen an der Schädelbasis und in der hinteren Schädelgrube sensitiver ist.

2

Metabolische Störung

- Mögliche Ursachen sind Diabetes, Schilddrüsen- oder Elektrolytstörungen, Leber- oder Nierenfunktionsstörungen, Porphyrie und Hypophyseninsuffizienz.
- Typischer Geruch möglich (siehe oben).
- Myoklonien sprechen für Urämie, Leberkoma oder Elektrolytstörungen.
- „Flapping Tremor" bei Leberschädigungen.
- Ein gesteigerter physiologischer Tremor und Auffälligkeiten der Körpertemperatur sprechen für eine Schilddrüsenfunktionsstörung.
- Fehlende Achselbehaarung in Kombination mit auffälliger Blässe kann Ausdruck einer Hypophyseninsuffizienz sein.

Diagnostik: Laborwerte etc.
Blutzucker, Elektrolyte, Leber- und Nierenfunktionswerte werden im Routinelabor überprüft. Bei unauffälligen Befunden und Hinweisen auf eine metabolisches Koma sollten die Schilddrüsenwerte, Porphyrine und zumindest Cortisol bestimmt werden.

Wernicke-Enzephalopathie

- Der äußere Aspekt und gegebenenfalls die Fremdanamnese sprechen für einen chronischen Alkoholismus.

> Auch eine chronische enterale Resorptionsstörung kann Ursache einer Wernicke-Enzephalopathie sein!

- In der Regel Leberzeichen (Spider naevi, evtl. Caput medusae).
- Typisch sind Pupillenstörungen, Augenmotilitätsstörungen und/oder Nystagmus
- TSR abgeschwächt.

Diagnostik: CMRT, CMRA, Labor etc.
Mittels CMRT und CMRA lassen sich ischämische Läsionen und eine Basilaristhrombose ausschließen und unter Umständen typische Läsionen des Pons und der Corpora mamillaria darstellen.

> Bei V.a. Wernicke-Enzephalopathie und bei Alkoholkranken mit ungeklärten neuropsychiatrischen Symptomen ist eine probatorische Vitamin-B_1- bzw. Thiamingabe obligat!

Basilaristhrombose

- Anamnestisch ist nach Herzrhythmusstörungen oder einem Thoraxtrauma zu fahnden.
- Möglicherweise fluktuierende Symptomatik.
- Augenmotilitätsstörungen, Pupillenstörungen, Nystagmus, Ausfall des Kornealreflexes und/oder Schluckreflexes.
- Hemi- oder Tetraparese ist möglich.
- Bei Basilarisspitzensyndrom können neurologische Herdsymptome fehlen!

Diagnostik: CCT/CMRT, CTA/MRA, Doppler- und Duplexsonografie, kardiologische (EKG, UKG etc.) und laborchemische Diagnostik.
Die Diagnose muss durch CCT/CMRT und CTA/MRA rasch gesichert werden, da dann die Wahrscheinlichkeit der Rekanalisierung der A. basilaris – mittels Lyse

und Intervention mit Stent-Retriever – und damit auch eines günstigen Ausgangs am größten ist.

Sinus- und Hirnvenenthrombose

- Anamnese mit Schwangerschaft, Exsikkose, Sepsis, Hyperkoagulabilität.
- Anfangs oft Kopfschmerzen, unsystematischer Schwindel und flüchtige Sehstörungen.
- Im Verlauf oft epileptische Anfälle, Bewusstseinsstörung, Aphasie, Apraxie, zerebrale Mono-, Hemi- oder Tetraparesen.
- Häufig positives Babinski-Phänomen und Stauungspapillen.
- Das klinische Bild kann entsprechend dem befallenen Sinus sehr variabel sein.

Diagnostik: CMRT mit MRA und „Venografie", Liquoranalyse, EEG, Labor etc. Im CMRT mit Venen- und Sinusdarstellung kann eine Sinusthrombose in den meisten Fällen eindeutig dargestellt werden. Entzündliche Prozesse in den Sinus nasales oder im Felsenbein sind im CCT in der Regel gut sichtbar. Bei Verdacht auf septische Thrombose ist die Liquordiagnostik unverzichtbar. Zur Abschätzung des Anfallsrisikos ist ein EEG hilfreich.

Weitere Störungen, die einem Koma ähneln können

- Traumatisch: apallisches Syndrom
- Vaskulär: Locked-in-Syndrom
- Entzündlich: apallisches Syndrom
- Epileptisch: nonkonvulsiver Status epilepticus
- Psychogen/psychotisch: Stupor

2.21 Plötzlicher Bewusstseinsverlust und erster epileptischer Anfall

Zunächst stellt sich die Frage, ob es sich um einen epileptischen Anfall handelt oder um eine synkopale Episode, die oft ohne auffindbaren Grund, bei Hypotonie, reflektorisch und im Rahmen kardiovaskulärer Grunderkrankungen auftritt. Schließlich müssen auch psychogene, nichtepileptische Anfälle in Betracht gezogen werden. Hierbei spielt die Fremdbeobachtung des Geschehens eine entscheidende Rolle, da es auch nach epileptischen Anfällen keine anfallsbeweisenden Befunde geben muss und auch das EEG wieder normal sein kann (▶ Kap. 1.9).

Für einen **epileptischen Anfall** sprechen:

- Abrupter Bewusstseinsverlust ohne Ankündigung und meist über Minuten anhaltend
- Motorische Entäußerungen, die länger als 30 Sekunden dauern
- Zungenbiss, Urin- und/oder Stuhlabgang
- Postiktale Umdämmerung und „Terminalschlaf"

Für einen **synkopalen Anfall** sprechen:

- Beginn mit „Schwindel", Schweißausbruch und Übelkeit.
- Initial „Schwarzwerden vor den Augen".
- Dauer von Sekunden bis wenigen Minuten.
- Einige Zuckungen über wenige Sekunden sind nicht selten und beweisen keine epileptische Genese! („konvulsive Synkope")
- Rasche Reorientierung.

Krankheitsbilder

- Synkopaler Anfall
- Epileptischer Anfall in der Adoleszenz
- Epileptischer Anfall im Senium
- Frühkindlicher Hirnschaden
- Alkoholismus und „unvollständiges Alkoholdelir“
- Z. n. Hirninfarkt oder intrazerebraler Blutung
- Posttraumatische Anfälle
- Anfälle bei Hirntumoren

2

Exkurs: Zur Systematik und vereinfachte Nomenklatur epileptischer Anfälle

Partieller Anfall

Es finden sich gleichartig über wenige Minuten auftretende und sich oft ausbreitende („march of convulsion“) motorische oder sensible Symptome, die der Patient ohne Bewusstseinsstörung erlebt.
DD: TIA und Migräne mit Aura.

Komplex-partieller Anfall

Diese Art von Anfällen geht mit einer Bewusstseinsstörung und einer Amnesie für das Ereignis einher. Der Patient erlebt zu Beginn des Anfalls häufig eine Aura. Dann setzt die Bewusstseinsstörung ein, und es kommt unter Umständen zum Auftreten stereotyper motorischer Schablonen wie Nesteln, Kauen, Schmatzen. Nach wenigen Minuten sistieren diese und der Betroffene kommt langsam wieder zu sich.
DD: plötzlicher Bewusstseinsverlust, transitorische globale Amnesie (TGA).

Generalisierter Anfall

Der Patient verliert abrupt das Bewusstsein. Kommt es vorher zu einer Aura, so spricht dies für einen fokalen Beginn des Anfalls. Im Anfall folgt einer Phase mit tonischer Verkrampfung der Muskulatur eine klonische Phase mit rhythmischen Zuckungen der Extremitäten. Der Anfall dauert in der Regel weniger als fünf Minuten.

Sekundär generalisierter Anfall

Entwickelt sich aus einem partiellen oder komplex-partiellen Anfall.

Diagnostische und prognostische Bedeutung des Anfallstyps

- Handelt es sich um einen epileptischen Anfall, muss im nächsten Schritt versucht werden zu klären, ob es sich um einen primären (idiopathischen) epileptischen Anfall (Epilepsie als eigenständige Erkrankung) handelt, oder ob ein sekundärer (symptomatischer) epileptischer Anfall im Rahmen einer systemischen Krankheit oder einer Erkrankung des Gehirns vorliegt.
- Eine erste Orientierung bietet das Krankheitsalter. Idiopathische Epilepsien, das heißt Epilepsien, bei denen sich keine zugrundeliegende Erkrankung des Gehirns oder des Körpers findet, treten zumeist im Adoleszentenalter oder aber im Senium auf. Im mittleren Lebensalter handelt es sich in den meisten Fällen um symptomatische Anfälle.
- Handelt es sich um einen partiellen oder komplex-partiellen Anfall, dann ist immer davon auszugehen, dass es sich um einen symptomatischen Anfall handelt!
- Das gleiche gilt, wenn ein generalisierter Anfall von einem partiellen Anfall eingeleitet wurde (sekundär generalisierter Anfall), was anzunehmen ist,

wenn der Patient über eine Aura berichtet, ein fokaler Beginn beobachtet wurde oder postiktal eine flüchtige neurologische Herdsymptomatik (z. B. postiktale Hemiparese, sogenannte Todd-Parese) bestanden hat.
- Generalisierte Anfälle können idiopathisch oder symptomatisch sein.
- Schließlich ist auf begleitende allgemeinmedizinische oder neurologische Symptome zu achten, die Hinweise auf eine symptomatische Genese geben können.

Epileptischer Anfall in der Adoleszenz

- In der Regel primär generalisiert
- Auslösende Faktoren: Schlafentzug, Alkoholeinfluss
- Unauffällige Anamnese inkl. der Geburt und der frühkindlichen Entwicklung
- Unauffälliger neurologischer und allgemeinmedizinischer Befund

Idiopathischer epileptischer Anfall im Senium

- Meist primär generalisiert.
- Meist unauffälliger neurologischer und allgemeinmedizinischer Befund.
- In der weiteren Diagnostik finden sich in der Bildgebung häufig Hinweise auf eine zerebrale Mikro- und Makroangiopathie.

Epileptischer Anfall bei frühkindlichem Hirnschaden

- Meist generalisierte Anfälle
- Manifestation in Kindheit und Adoleszenz
- Geburtsanamnese auffällig
- Minderbegabung und Schulprobleme
- Evtl. von Kindheit an bestehende motorische Auffälligkeiten (Hemiparese, Tetraspastik)

Epileptischer Anfall bei Alkoholismus und „unvollständigem Alkoholdelir"

- Meist generalisierte Anfälle, das im Rahmen des Alkoholismus nicht seltene Schädel-Hirn-Trauma führt auch häufig zu partiellen oder sekundär generalisierten Anfällen.
- Regelmäßiger erheblicher Alkoholkonsum, der meist vor wenigen Tagen abrupt eingestellt wurde.
- Zeichen des vegetativen Entzugs (Schwitzen, Tremor, Tachykardie).
- Psychisch: Fahrigkeit, Ängstlichkeit und Unruhe.

> **!** Gefahr der Entwicklung eines vollständigen Delirs mit Desorientiertheit, Halluzinationen, psychomotorischer Unruhe und vegetativer Entgleisung!

Epileptischer Anfall bei Z. n. Hirninfarkt oder intrazerebraler Blutung

- Meist partielle oder sekundär-generalisierte Anfälle
- Meist noch deutliche Restsymptomatik (z. B. Hemiparese, Aphasie) bei Z. n. Hirninfarkt oder intrazerebraler Blutung
- Oft postiktal Verstärkung der Residualsymptomatik

Anfälle bei Hirntumoren

- Meist partielle, komplex-partielle oder sekundär generalisierte Anfälle in zunehmender Frequenz
- Häufig weitere neurologische Symptome wie Hemiparesen, Sprachstörungen, Wesensänderung
- **Faustregel:** je kürzer die Anamnese zusätzlicher Symptome, um so maligner der Tumor

Posttraumatische Anfälle
- Meist partielle, komplex-partielle oder sekundär generalisierte Anfälle
- Häufig in den ersten Monaten oder Jahren nach SHT Grad II oder III, sehr selten auch Spätmanifestationen

Seltenere Ursachen epileptischer Anfälle
- Akuter Hirninfarkt (meist embolisch)
- Intrazerebrale Blutung
- Hirnvenen- und Sinusthrombosen
- Eklampsie
- Reversibles zerebrales Vasokonstriktionssyndrom (RCVS)
- Posteriores reversibles Enzephalopathiesyndrom (PRES)
- Vaskuläre Demenz
- Demenz vom Alzheimertyp
- Primäre zerebrale Vaskulitis
- Zerebrale Beteiligung bei Vaskulitiden und Kollagenosen
- Virale Enzephalitis
- Virale oder bakterielle Meningoenzephalitis

2.22 Akute Sprachstörung

Untersuchung

Erster Blick
- Junge Frau → Migräne mit Aura
- Schwangere Frau → Sinusthrombose
- Älterer Mensch → Schlaganfall

Fragen an die Begleitperson
- Wie setzte die Sprachstörung ein?
  - Plötzlich → Hirninfarkt
  - Innerhalb von Minuten → Migräne, Sinusthrombose
  - Mit einem epileptischen Anfall → postparoxysmaler Zustand, Herpesenzephalitis
- Sind ähnliche Ereignisse aus der Vorgeschichte bekannt → Migräne, TIA, epileptischer Anfall

Richtungsweisende Untersuchungsbefunde (▸ Kap. 1.8, ▸ Kap. 1.2)
Zunächst müssen spontane Äußerungen des Patienten oder Antworten auf Fragen dahingehend überprüft werden, in welchem Maße die Sprache überhaupt beeinträchtigt ist. Bei sprachlichen Äußerungen lässt sich eine Aphasie meist an phonematischen oder semantischen Paraphasien erkennen. Leicht zu erkennen ist ein für die Broca-Aphasie typischer Agrammatismus. Differenzialdiagnostisch zu einer in der Regel linkshirnigen Hemisphärenstörung muss eine Dysarthrie erwogen werden, die vorwiegend bei Hirnstammprozessen vorkommt. Zusätzliche Hemisphärenzeichen (armbetonte Hemiparese, Hemianopsie) sprechen für einen supratentoriellen Prozess. Hirnnervenausfälle – insbesondere der Hirnnerven VII, IX, X und XII – lassen einen Hirnstammprozess annehmen. Bewusstseinstrübung kann bei Hirnstamm- oder Hemisphärenprozessen auftreten. Zusätzliches Fieber spricht für eine Sinusthrombose. Epileptische Anfälle treten bei der Sinusthrombose und der Herpesenzephalitis auf.

- Aphasie → linkshirniger Infarkt, Raumforderung, (Herpes-)Enzephalitis
- Dysarthrie → Hirnstammprozess, Operkularsyndrom
- Begleitende Hemianopsie → Hemisphärenprozess
- Begleitende Hirnnerven-Paresen (IX, X, XII) → Hirnstammprozess

Krankheitsbilder

- Linkshirniger Infarkt im Gebiet der A. cerebri media
- Hirntumor oder -abszess
- Herpesenzephalitis
- Postiktaler Zustand
- Migräne mit Aura
- Sinusthrombose

Linkshirniger Infarkt der A. cerebri media

- Meist bei älteren Menschen mit Gefäßrisikofaktoren und Vorhofflimmern.
- Bei jungen Menschen muss man auch an eine Dissektion denken.
- Bei Frauen besteht ein deutlich erhöhtes Risiko durch die Kombination von Migräne, Rauchen und hormoneller Kontrazeption.
- Evtl. Amaurosis fugax oder TIA in der Anamnese.
- Meist globale oder gemischte Aphasie.
- Meist begleitend brachiofaziale Hemisymptomatik.
- Bei genauer Untersuchung häufig buccofaziale Apraxie und eine linksseitige Apraxie der Hand und/oder eine Hemianopsie nach rechts nachweisbar.

Diagnostik: CCT/CMRT, CTA/MRA, Doppler- und Duplexsonografie, kardiologische (EKG, UKG etc.) und laborchemische Diagnostik.
Die Behandlung erfolgt so schnell als möglich in einer Klinik mit Stroke Unit. Zunächst erfolgt ein CCT mit CTA zu den Fragen Blutung/frühe Infarktzeichen/Verschluss eines großen Gefäßes. Falls rasch verfügbar, sind CMRT und MRA gegebenenfalls vorzuziehen wegen höherer Sensitivität zur Frage früher ischämischer Veränderungen und zur Darstellung eines Mismatch Infarktkern/Penumbra.

Hirntumor oder -abszess

- Progrediente Entwicklung zumindest über Tage bis Wochen.
- Bei Hirntumoren meist fremdanamnestisch länger bestehende Antriebsminderung und/oder Wesensänderung feststellbar.
- Psychopathologische Auffälligkeiten (Verlangsamung, Vigilanzstörung).
- Evtl. Stauungspapille als Zeichen des Hirndrucks.
- Bei einigen Patienten sind auch bereits eine faziale Parese und eine Armparese möglich.

Diagnostik: CCT/CMRT, EEG.
Zum Nachweis einer intrazerebralen Raumforderung ist das CMRT die Methode der Wahl. Insbesondere bei temporobasalen Prozessen ist die Darstellung gegenüber dem CCT wesentlich genauer. Das EEG kann bei oberflächennahen Hemisphärenprozessen einen Herdhinweis geben.

Bei unauffälligem EEG ist ein Hirntumor keineswegs ausgeschlossen!

Herpesenzephalitis

- Typischerweise kommt es nach einem Infekt zu plötzlichem Fieber, epileptischen Anfällen und aphasischen Störungen.
- Motorisch unruhige, meist vigilanzgestörte Patienten.
- Globale oder gemischte Aphasie.
- Bei ausgedehnteren Prozessen Hemi- oder Tetraparese.

Diagnostik: CMRT, EEG, Liquor.
Zum frühzeitigen Nachweis temporaler entzündlicher Läsionen ist das CMRT dem CCT weit überlegen. Im EEG können sich bereits vor morphologisch nachweisbaren Veränderungen temporale Herde zeigen. Im Liquor findet sich eine hämorrhagische Pleozytose. Die antivirale Therapie muss im Verdachtsfall ohne Zeitverzug vor dem Ergebnis von PCR bzw. Serologie (AK-Quotienten Liquor/Serum) begonnen werden.

> **!** Es ist ein folgenschwerer Irrtum, eine Herpesenzephalitis mit einem Hirninfarkt oder einer Intoxikation zu verwechseln!

Postparoxysmaler bzw. postiktaler Zustand

- Ein stattgehabter Anfall kann oft nur fremdanamnestisch sicher festgestellt werden.
- Gelegentlich können die Patienten (nachträglich) eine ihnen bereits bekannte Aura schildern.
- Kurz nach dem Ereignis aphasische Störung und meist Vigilanzminderung.
- Eventuell flüchtiges Babinski-Phänomen und/oder armbetonte Hemiparese.
- Selten ist eine kurze aphasische Störung das einzige Symptom eines epileptischen Anfalls („speech arrest“).

Diagnostik: CMRT, EEG etc.
Eine postiktale Aphasie spricht für eine linkshirnige Läsion. Im EEG können in den ersten Tagen nach dem Ereignis noch eine generalisierte oder fokale Verlangsamung und epilepsietypische Potenziale nachweisbar sein.

> Der fehlende Nachweis von epilepsietypischen Potenzialen im EEG schließt ein Anfallsleiden nicht aus!

Migräne mit Aura

- Meist jüngere Patienten, bei der Mehrzahl familiäre Disposition. Häufig sind auch frühere Migräneanfälle bekannt.
- Typische Auslöser sind Schlafentzug, hormonelle Umstellung, Aufregung.
- An- und abschwellende, meist leichte aphasische Störung über 30 (bis 60) Minuten, ansonsten keine neurologischen Ausfälle.
- Übelkeit mit und ohne Erbrechen tritt erst nach Rückbildung der aphasischen Störung auf und kann ebenso wie Kopfschmerzen fehlen.

Diagnostik: CMRT mit MRA, Duplex etc.
Bei Erstmanifestation einer Migräne mit Aura oder einer isolierten migränetypischen Aura sollte eine Ausschlussdiagnostik mit CMRT, Duplex, EKG und Basislabor erfolgen

> **!** Eine Minuten anhaltende Sprachstörung bei einer jungen Frau, die von Kopfschmerzen gefolgt wird, ist eine Migräne und keine „TIA“!

Sinus- und Hirnvenenthrombose

- Anamnese mit Schwangerschaft, Exsikkose, Sepsis, Hyperkoagulabilität.
- Anfangs oft Kopfschmerzen, unsystematischer Schwindel und flüchtige Sehstörungen.
- Neurologische Störungen entwickeln sich innerhalb von Stunden bis Tagen.
- Initial können aphasische Störungen auftreten, es folgen meist epileptische Anfälle, Bewusstseinsstörungen und weitere neurologische Herdsymptome.

Diagnostik: CMRT mit MRA und „Venografie", Liquoranalyse, EEG, Labor etc. Im CMRT mit Venen- und Sinus-Darstellung kann eine Sinusthrombose in den meisten Fällen eindeutig dargestellt werden. Entzündliche Prozesse in den Sinus nasales oder im Felsenbein lassen sich im CCT in der Regel gut darstellen. Bei Verdacht auf septische Thrombose ist die Liquordiagnostik unverzichtbar. Zur Abschätzung des Anfallsrisikos ist ein EEG hilfreich.

Weitere Ursachen

- Anarthrie bei Hirnstammprozess oder beidseitigem Operkularsyndrom
- Mutismus bei Schizophrenie oder Depression

2

2.23 Akute Ataxie

Untersuchung

Erster Blick

- Kind → postinfektiöse Enzephalitis
- Junger Erwachsener → MS
- Verwahrloster Zustand → Intoxikation, Wernicke-Enzephalopathie
- Bewusstseinstrübung → Kleinhirnblutung, -tumor

Fragen an den Patienten

- Wie traten die Symptome auf?
  - Innerhalb von Sekunden bis Minuten → Kleinhirninfarkt, akute vestibuläre Störung
  - Innerhalb von Minuten bis Stunden → Kleinhirnblutung (-tumor), Intoxikation, MS, Wernicke-Enzephalopathie, Polyneuritis
- Vorausgegangener Infekt → postinfektiöse Enzephalitis
- Vorausgegangene Impfung → postvakzinale Enzephalitis
- Einnahme von Medikamenten/Drogen? → Intoxikation
- Welche Begleitbeschwerden bestehen?
  - Kopfschmerzen → Kleinhirnblutung (Kleinhirninfarkt)
  - Übelkeit und Erbrechen → vestibuläre Störung, Kleinhirnblutung (-tumor)

Richtungsweisende Untersuchungsbefunde (▶ Kap. 1.6, ▶ Kap. 1.2)

Eine akute Ataxie in Verbindung mit einer Bewusstseinstrübung spricht bis zum Beweis des Gegenteils für einen raumfordernden Prozess (Tumor, Blutung, Abszess etc.) in der hinteren Schädelgrube: Die sofortige bildgebende Diagnostik ist erforderlich – bei Ausschluss ist eine Intoxikation wahrscheinlich. Okulomotorikstörungen und Reflexabschwächung an den Beinen sollten an eine Wernicke-Enzephalopathie denken lassen. Zusätzliche Hirnnervenausfälle (N. facialis, N. abducens) machen eine Polyneuritis cranialis wahrscheinlich. Eine einseitige Fallneigung in Kombination mit Nystagmus zur anderen Seite spricht für eine akute Vestibulopathie.

Bei einer MS lassen sich häufig weitere Auffälligkeiten (Optikusatrophie etc.) nachweisen. Eine postinfektiöse Zerebellitis kommt typischerweise bei Kindern vor.

- Bewusstseinstrübung → Raumforderung oder Blutung in der hinteren Schädelgrube
- Pupillenstörungen → Wernicke-Enzephalopathie
- Augenmotilitätsstörungen → Wernicke-Enzephalopathie, MS, Polyneuritis cranialis
- Nystagmus → vestibuläre Störung, MS, postinfektiöse Zerebellitis

Krankheitsbilder

- Blutung, Ischämie oder Abszess des Kleinhirns
- Intoxikation
- Multiple Sklerose
- Vestibuläre Störung
- Wernicke-Enzephalopathie
- Polyneuritis mit Hirnnervenbeteiligung
- Postinfektiöse zerebelläre Enzephalitis

Kleinhirnblutung/-infarkt/-abszess

- Initial meist Kopfschmerzen, Übelkeit, Erbrechen und oft auch Bewegungseinschränkung im Nacken.
- Spontannystagmus, verwaschene Sprache, Fallneigung und Ataxie in den Zeigeversuchen.
- Eventuell Nackensteifigkeit und – bei Abszess – Fieber.
- Eine Stauungspapille lässt sich in der Regel erst nach etwa 24 h nachweisen.

Diese Symptomatik kann auch durch die plötzliche Dekompensation (Ödem, Einblutung etc.) bei einem Tumor in der hinteren Schädelgrube hervorgerufen werden!

- Bei Kleinhirninfarkten in Sekunden bis Minuten auftretende Symptomatik.
- Häufig auch zerebelläre Dysarthrie und Nystagmus (meist bereits ohne Frenzelbrille zu sehen).
- Eine durch das Hirnödem bedingte Verschlechterung nach 3–4 Tagen ist lebensbedrohlich.

Eine Verschlechterung 2–3 Tage nach einem Kleinhirninfarkt ist ein Notfall, der in der Regel der neurochirurgischen Therapie bedarf!

Intoxikation

- Bei jungen Menschen muss an Drogen, bei älteren an eine Medikamentenintoxikation gedacht werden.
- Viele Medikamente können insbesondere bei Polypharmazie (Interaktionen!) und weiteren Realisationsfaktoren (Infekte, Exsikkose etc.) Ataxien hervorrufen.
- Abhängigkeitserkrankungen, Suizidversuche, chronische Schmerzsyndrome oder Depressionen in der (Fremd-)Anamnese können richtungsweisend sein.

- Neben der Fremdanamnese ist eine genaue Überprüfung der Medikamente und Dosierungen erforderlich.
- Äußerliche Verwahrlosung kann ein Hinweis auf Sucht oder chronische Psychose sein, Narben können Hinweise auf Verletzungen oder Eingriffe geben.
- Enge Pupillen sprechen bis zum Beweis des Gegenteils für eine Intoxikation. Eine vorbekannte depressive Symptomatik muss an einen Suizidversuch denken lassen.
- Eine beinbetonte zerebelläre Ataxie, vegetative Stigmata und eine Polyneuropathie sprechen für eine bereits länger bestehende, äthyltoxisch bedingte Symptomatik.

Diagnostik: CMRT, EEG, Labor, Medikamentenspiegel, Drogen-Screening.
Bei unauffälligem CMRT kann das EEG Hinweise auf Benzodiazepin- und Barbituratintoxikationen bieten. Spiegelbestimmungen sind bei bekannten Medikamenten auch hilfreich, wenn sie erst nach Stunden oder Tagen erhältlich sind. Ein Drogen-Screening der gängigen Substanzen ist in größeren Laboren in der Regel durchführbar. Der Nachweis industrieller Gifte ist meist sehr zeitaufwendig, zumal er in der Regel nur in Speziallabors möglich ist.

Multiple Sklerose

- Meist jüngere Erwachsene, häufig anamnestisch frühere Schübe.
- Optikusatrophie, Augenmotilitätsstörungen (besonders eine internukleäre Ophthalmoplegie), Spastik und/oder Wesensänderung sind möglich.

> Die internukleäre Ophthalmoplegie ist ein für die Multiple Sklerose charakteristischer Befund!

Diagnostik: MRT Gehirn und Rückenmark, evozierte Potenziale, Liquoranalyse etc.
Im MRT lassen sich auch bei klinischer Erstmanifestation in der Regel bereits multiple Herde nachweisen. Latenzverzögerungen bei den evozierten Potenzialen sprechen für Demyelinisierungen und helfen bei der Differenzierung zu multiplen lakunären Infarkten. Durch eine Pleozytose mit autochthoner IgG-Produktion und Nachweis oligoklonaler Banden im Liquor lässt sich die Diagnose zusätzlich stützen.

> Bei 95 % der Patienten findet sich eine Erhöhung der Titer für Masern, Röteln und Zoster (MRZ) im Liquor!

Vestibuläre Störung

- Gelegentlich prodromale Infekte oder Stresssituationen.
- Akuter Drehschwindel und Fallneigung zur betroffenen Seite.
- Meist gut sichtbarer, richtungsbestimmter Spontannystagmus zur gesunden Seite.
- Übelkeit und Erbrechen fehlen fast nie.

Diagnostik: CMRT mit MRA, Duplex/Doppler, HNO-Untersuchung, Kalorik etc.
Zum Ausschluss einer Läsion in der hinteren Schädelgrube, eines Kleinhirnbrückenwinkelprozesses und einer Pseudoneuritis vestibularis bei Ischämie im Hirnstamm beziehungsweise im Kleinhirn – insbesondere bei älteren Patienten mit Gefäßrisikofaktoren – sollte ein CMRT mit MRA erfolgen.

2

Wernicke-Enzephalopathie

- Anamnestisch finden sich meist ein langjähriger Alkoholismus oder eine chronische Malnutrition.

> Auch eine reine Kohlehydraternährung (Intensivstation!) kann zu einer Wernicke-Enzephalopathie führen!

- Meist motorisch unruhige oder apathische Patienten.
- Pupillenstörungen und Augenmotilitätsstörungen zusätzlich zur Ataxie.

Diagnostik: CMRT, MRA, Labor mit Vitamin-B_1-Spiegel etc.
Mittels CMRT und MRA lassen sich insbesondere ischämische Läsionen und eine Basilaristhrombose ausschließen und unter Umständen typische Läsionen des Pons und der Corpora mamillaria darstellen.

> Bei V. a. Wernicke-Enzephalopathie und bei Alkoholkranken mit ungeklärten neuropsychiatrischen Symptomen ist eine probatorische Vitamin-B_1- bzw. Thiamingabe obligat!

Polyneuritis mit Hirnnervenbeteiligung (Miller-Fisher-Syndrom)

- Gelegentlich finden sich prodromale Infekte.
- Subakute Ataxie, Hirnnervenparesen (insbesondere N. facialis und N. abducens bds.) und Areflexie.

Diagnostik: CMRT, MRA, Elektroneurografie mit F-Wellen, Liquor, GQ1b-Antikörper etc.
Die Bildgebung erfolgt zur Ausschlussdiagnostik. Elektroneurografisch lassen sich oft verlängerte Latenzzeiten des N. facialis bei erloschenen F-Wellen nachweisen. Im Liquor findet sich im typischen Fall eine zytoalbuminäre Dissoziation (Eiweißerhöhung bei normaler Zellzahl).

Postinfektiöse zerebelläre Enzephalitis (Zerebellitis)

- Betroffen sind fast ausschließlich Kinder. Anamnestisch sind vorausgegangene Varizellen, Masern oder stattgehabte Impfungen richtungsweisend.
- Die neurologische Symptomatik tritt meist in den ersten ein bis zwei Wochen nach dem Exanthem auf.
- Gelegentlich epileptische Anfälle.
- Ataxie, Nystagmus und meist Bewusstseinstrübung.

Diagnostik: CMRT, MRA, Liquor, Serologie mit Autoantikörpern etc.
Die Bildgebung erfolgt zur Ausschlussdiagnostik. Im Liquor findet sich eine lymphomonozytäre Pleozytose.

Weitere seltenen Ursachen

- Metabolisch:
  - Hypothyreose
  - Vitamin-E-Mangel
  - Morbus Wilson
- Physikalisch: Hitzschlag
- Medikamentös
- Entzündlich: Creutzfeldt-Jakob-Erkrankung

2.24 Akute amnestische Episode

Krankheitsbilder

- Transiente globale Amnesie (TGA)
- Transiente epileptische Amnesie (TEA)
- TIA im hinteren Stromgebiet
- Psychogene Amnesie

Transiente globale Amnesie (TGA)

- Schwere Neugedächtnisstörung über eine bis max. 24 h.
- Währenddessen retrograde Amnesie für Stunden bis Tage.
- Desorientiertheit zu Ort, Zeit und Situation, nicht jedoch zur Person.
- Meist ängstlich wiederholte Fragen („Was ist passiert?", „Wo bin ich?").
- Dabei geordnetes Verhalten und unauffälliger neurologischer Befund.
- Anschließend Amnesie für das Ereignis.
- Rezidive in gut 10 % der Fälle, zum Teil mehrmals.

Diagnostik: CMRT und MRA, (SPECT), EEG, Duplex/Doppler etc. Im CMRT kann man im entsprechenden Zeitfenster punktförmige Diffusionsstörungen im Hippocampus nachweisen. Auch in nuklearmedizinischen Verfahren (SPECT) sind korrespondierende Auffälligkeiten beschrieben. Die weitere Diagnostik (EEG, MRA, Duplex/Doppler, Labor etc.) ist in aller Regel unauffällig und dient dem Ausschluss der differenzialdiagnostisch zu erwägenden Störungen.

Nach einer typischen transienten globalen Amnesie (TGA) besteht kein erhöhtes Risiko für zerebrovaskuläre oder neurodegenerative (demenzielle) Erkrankungen!

Transiente epileptische Amnesie (TEA)

- Meist nur Minuten bis eine Stunde anhaltende amnestische Episode
- Ansonsten einer TGA nicht unähnlich
- Regelhaft rezidivierend
- Eventuell mit weiteren Anfallsarten assoziiert

TIA im hinteren Stromgebiet

- Meist ältere Menschen mit Risikokonstellation
- Neben Amnesie oft weitere neurologische Auffälligkeiten

Psychogene Amnesie

- Regelhaft jüngere Menschen
- Meist nur retrograde Amnesie
- Oft Psychotrauma in der Vorgeschichte

Weitere Ursachen

- Intoxikation
- Hypoglykämie
- Herpesenzephalitis
- Verwirrtheitszustand (DD ▶ Kap. 2.19)
- Amnesie nach – nicht erinnertem! – SHT

- Infarkt/Blutung Thalamus und Hippocampus
- Korsakow-Syndrom bei blander Wernicke-Enzephalopathie
- Simulation

Register

F. Schnorpfeil, W. Reuter

Neurologische Untersuchung